# Wie man Bauchfett verliert Auf Deutsch/ How to lose belly fat In German:

*Ein kompletter Leitfaden zum Abnehmen und Erreichen eines flachen Bauches*

Das folgende Book wird mit dem Ziel vervielfältigt, möglichst genaue und zuverlässige Informationen zu liefern. Unabhängig davon kann der Kauf dieses Books als Zustimmung zu der Tatsache gesehen werden, dass sowohl der Herausgeber als auch der Autor dieses Buches in keiner Weise Experten für die darin diskutierten Themen sind und dass alle Empfehlungen oder Vorschläge, die hier gemacht werden, nur der Unterhaltung dienen. Fachleute sollten bei Bedarf konsultiert werden, bevor eine der hierin befürworteten Maßnahmen durchgeführt wird.

Diese Erklärung wird sowohl von der American Bar Association als auch von der Committee of Publishers Association als fair und gültig erachtet und ist in den gesamten Vereinigten Staaten rechtsverbindlich.

Darüber hinaus wird die Übertragung, Vervielfältigung oder Reproduktion eines der folgenden Werke einschließlich spezifischer Informationen als illegale Handlung angesehen, unabhängig davon, ob sie elektronisch oder in gedruckter Form erfolgt. Dies gilt auch für die Erstellung einer sekundären oder tertiären Kopie des Werkes oder einer aufgezeichneten Kopie und ist nur mit ausdrücklicher schriftlicher Zustimmung des Verlegers erlaubt. Alle weiteren Rechte vorbehalten.

Die Informationen auf den folgenden Seiten werden weitgehend als wahrheitsgemäße und genaue Darstellung von Tatsachen angesehen, und als solche wird jede Unaufmerksamkeit, jeder Gebrauch oder Missbrauch der betreffenden Informationen durch den Leser dazu führen, dass alle daraus resultierenden Handlungen ausschließlich in seinen Zuständigkeitsbereich fallen. Es gibt keine Szenarien, in denen der Herausgeber oder der

# Inhaltsverzeichnis

# Einführung

Herzlichen Glückwunsch zum Herunterladen von Wie man Bauchfett verliert: Ein kompletter Leitfaden zum Abnehmen und Erreichen eines flachen Bauches und vielen Dank dafür.

In den folgenden Kapiteln werden die besten Praktiken besprochen, die erforderlich sind, um Gewicht zu verlieren, fit zu werden und einen gesünderen Lebensstil zu führen. Es gibt hier keine Spielereien. Mit harter Arbeit und Entschlossenheit können Sie , bevor Sie merken, was gescheiht, einen flachen Bauch bekommen!

Es gibt viele Bücher zu diesem Thema auf dem Markt, vielen Dank noch einmal, dass Sie sich für dieses Buch entschieden haben! Es wurde alles getan, um sicherzustellen, dass es mit so vielen nützlichen Informationen wie möglich gefüllt ist, wir wünschen Ihnen viel Spaß und Erfolg!

# Kapitel 1: Willkommen

Jeder hat etwas an seinem Körperbau, das er verändern möchte. Nur 8 % der Amerikaner sind mit ihrem Körperbau zufrieden. Denken Sie also daran, dass Sie auf dieser Reise zu einem dünneren Sie nicht allein sind. Tatsächlich leiden in den USA mehr als 50% der Männer und 70% der Frauen zwischen 50 und 79 Jahren an einer Erkrankung, die als "abdominale Fettleibigkeit" bezeichnet wird. Unabhängig von Ihrem Alter ist die Gewichtszunahme im 21. Jahrhundert zu einer Epidemie geworden. Dies ist darauf zurückzuführen, dass wir von fettreicher, verarbeiteter Nahrung umgeben sind, die uns zu jeder Tages- und Nachtzeit zur Verfügung steht. Als vielbeschäftigte Erwachsene kann es schwierig sein, sich auf einige der wichtigsten Aspekte unseres Lebens, wie unsere Gesundheit, zu konzentrieren. Es ist leicht, sich in den alltäglichen Prioritäten zu verfangen. Dann vergessen wir, was es braucht, um eine gesunde Ernährung und ein gesundes Bewegungsprogramm zu erreichen und beizubehalten. Dies gilt insbesondere, wenn es sich um Bauchfett handelt. Es kann schwierig sein, der Versuchung eines bequemen, schmackhaften Essens zu widerstehen, aber mit der richtigen Einstellung ist alles möglich.

Wie wir wissen, wird jedes unerwünschte Fett als ein Hindernis angesehen, aber es kann besonders schwierig sein, das Bauchfett loszuwerden. Bauchfett kann jedoch mehr als nur ein unangenehmes Ärgernis sein. Es ist auch unglaublich schlecht für die Gesundheit. Bauchfett, auch als viszerales Fett bezeichnet, ist ein großer Risikofaktor für Schlaganfall, Typ-2-Diabetes, Herzkrankheiten und Bluthochdruck. Mit viszeralem Fett wird das Fett bezeichnet, das sich tief unter der Haut ansammelt. Es sitzt direkt auf Ihren Bauchmuskeln, wodurch es schwierig ist, sie zu fühlen oder zu sehen. Die meisten Gesundheitsorganisationen verwenden den BMI (Body-Mass-Index), um das Risiko von fettbezogenen Erkrankungen vorherzusagen und Ihr Gewicht zu bestimmen. Sie können Ihren BMI auf zwei verschiedene Arten berechnen. Sie können online Rechner finden, um Ihren BMI zu bestimmen, oder Sie können Ihr Gewicht in Kilogramm durch Ihre Körpergröße in Quadratmetern dividieren. Ein BMI von 27,3 gilt als Übergewicht bei Frauen, ein BMI von 27,8 bei Männern als Übergewicht. Lassen Sie sich von den Zahlen nicht einschüchtern. Unabhängig von Ihrem BMI haben Sie den richtigen Schritt unternommen, um einen fabelhaft getrimmten Bauch und eine gesündere Lebensweise zu haben.

Es ist leicht zu glauben, dass Bauchfett das hartnäckigste Fett ist, das es zu besiegen gilt. Das ist etwas, das die meisten von uns schon seit Jahren wissen, aber warum ist es so schwer, davon loszukommen und sich davon fernzuhalten? Wissenschaftler behaupten, dass Bauchfett schwerer zu verlagern ist als jedes andere Körperteil. Das liegt daran, dass die Fettzellen im Bauch nicht so schnell auf den Fettverbrennungsprozess, die so genannte Lipolyse, reagieren. Kombiniert man dies mit einem vollen Terminkalender und unendlich vielen ungesunden Möglichkeiten, so hat man ein hartnäckiges Bauchfett, das unmöglich zu verlieren scheint.

Natürlich ist eine Diät nicht die einzige Komponente, um das Speck zu bekämpfen. Bewegung spielt eine große Rolle bei der Fettverbrennung und dem Muskelaufbau. Unabhängig davon, was Sie online sehen, werden Sie bei 100 Sit-ups pro Tag keinen flachen Bauch bekommen. Nicht einmal die hochmodernen Bauchmuskelapparate, die Sie in den nächtlichen Werbespots sehen, werden Ihnen ohne Hilfe die gewünschten Ergebnisse liefern. Um ehrlich zu sein, ist die Kombination aus konsequenter Ernährung und Bewegung der einzige Weg, um den steinharten

Körper zu erreichen, den Sie sich seit Jahren vorgestellt haben. Denken Sie einfach daran, dass Ernährung und Bewegung nicht langweilig sein müssen. Finden Sie eine Aktivität, die Ihnen Spaß macht, und Nahrungsmittel, die Sie lieben, um den Übergang so viel einfacher zu gestalten. Selbst wenn Sie einen Freund als Begleiter für die Reise gewinnen, kann aus einer lästigen Aufgabe eine tolle Zeit werden! Sie haben Glück, dass diese Gilde Sie mit all dem Wissen versorgt, das Sie benötigen, um mit Ihrer neuen Ernährungs- und Bewegungsroutine erfolgreich zu sein.

Jetzt weiß ich, was Sie denken. Wir alle haben diese Diäten gesehen, die behaupten, die Wunderlösung für Ihre Gewichtsabnahmeprobleme zu sein. Sie beinhalten in der Regel unorthodoxe Methoden wie die Flüssigdiät oder die "Crazy for Cabbage"-Diät. Auch wenn es Hunderte von Diäten gibt, die in den Medien kursieren und die behaupten, Sie würden über Nacht schlank werden, enden Sie am Ende immer enttäuscht und hungrig. Leider gibt es keine magische Lösung für den Verlust von Bauchfett, die in diesem Buch versteckt ist. Wie die meisten Dinge wird der Lohn für Ihren perfekten Körper von harter Arbeit und Beständigkeit kommen. Die Bewältigung dieser Veränderung der Lebensweise wird kein Spaziergang sein, aber das Schwierigste ist die Entscheidung, den ersten Schritt zu tun. Nehmen Sie sich einen Moment Zeit, um sich zu gratulieren, dass Sie sich einem fitteren, glücklicheren Menschen verschrieben haben!

Unabhängig von Ihrer Erfahrung mit Diät und Bewegung wird Ihnen How to Lose Belly Fat: A Complete Guide to Losing Weight and A Achieving A Flat Belly die Grundlagen des Abnehmens und des Haltens von Übergewicht beibringen. Egal, ob Sie versuchen, diese sexy Figur wiederzuerlangen oder abzunehmen, um in das perfekte Kleid für einen besonderen Anlass zu passen, dieser Leitfaden wird Ihnen die Informationen geben, die Sie benötigen, um Ihre Ziele zu erreichen und dabei fantastisch auszusehen! Wenn Sie sich durch das Buch bewegen, werden Sie sehen, dass wir die Bestandteile eines gesunden Lebensstils aufgeschlüsselt haben, der auf die Beseitigung von viszeralem Fett ausgerichtet ist. Wir haben es auf einfache, leicht verständliche Abschnitte reduziert, die Sie motivieren und beschäftigen werden. Sie lernen die Grundlagen hinter Fett und Kalorien, wie Ihr Stoffwechsel funktioniert und wie Sie damit arbeiten können, die richtige Art von Bewegung und Ernährung, die Sie brauchen, um Ihren flachen Bauch zu schaffen und zu erhalten, was Sie NICHT essen sollten und welche körperlichen Veränderungen Sie beim Übergang in Ihren neuen Körper erwarten können.

Wenn Sie bereit sind, einen flachen Bauch zu bekommen, etwas über Nahrungsmittel zu lernen, die Sie antreiben, in allem erstaunlich aussehen und ein selbstbewussterer Mensch werden, dann halten Sie sich für die Fahrt fest! Dieser Leitfaden wird Ihnen einen natürlichen Ansatz für den Fettabbau vermitteln und Ihnen im Handumdrehen den Kopf verdrehen!

# Kapitel 2: Verständnis von Bauchfett und Kalorien

**Den biologischen Prozess verstehen**

Ökologisch gesehen sind unsere Körper zum Überleben konzipiert. Als wir vor Tausenden von Jahren jagten und nach Nahrung suchten, waren zusätzliche Fettreserven für ein langes Leben von entscheidender Bedeutung. Jetzt, wo wir an jeder Ecke Restaurants haben, bewirken die Mechanismen, die einst zum Überleben entworfen wurden, das Gegenteil. Der Mensch ist fest verdrahtet und liebt Zucker und Fett. Das liegt daran, dass Zucker und Fette einst als leichte Energiereserven genutzt wurden, die unsere Vorfahren am Leben erhielten. Fett und Zucker wiegen weniger als Muskeln, so dass unser Instinkt uns sagt, jede Gelegenheit zu nutzen, um uns an fetthaltigen, zuckerhaltigen Nahrungsmitteln zu laben, um nicht zu verhungern. Das ist auch der Grund, warum Zucker und Fette so gut schmecken. Jetzt haben wir einen Verdauungstrakt, der darauf ausgerichtet ist, so viele überschüssige Kalorien wie möglich zu speichern, was in einer Gesellschaft, in der fast alles kalorienreich ist, bedauerlich ist. Auch wenn unser Körper gezwungen ist, Übergewicht zu halten, wie z.B. Bauchfett, bedeutet das nicht, dass wir uns nicht wehren können.

**Was ist der Unterschied zwischen Kalorien und Fett?**

Der erste Schritt zum Verständnis der Gewichtsabnahme ist die Anerkennung des Unterschieds zwischen Fett und Kalorien. Fette sind für das menschliche Leben unerlässlich. Es ist einer der sechs Nährstoffe, die für einen gesunden Körper und Geist erforderlich sind, zusammen mit Kohlenhydraten, Proteinen, Wasser, Vitaminen und Mineralien. Drei der sechs essentiellen Nährstoffe versorgen den Körper mit Kalorien. Das sind Proteine,

Kohlenhydrate und Fette. Kalorien sind Maßeinheiten, die als die Menge an Energie kategorisiert sind, die bei der Verarbeitung von Nahrung durch unseren Körper freigesetzt wird. Der Körper speichert überschüssige Kalorien in Fettzellen, von denen wir eine unendliche Anzahl haben. Je höher die Kalorienzahl, desto mehr Energie kann die Nahrung für unseren Körper bereitstellen. Wenn wir mehr Kalorien verbrauchen, als wir benötigen, speichert unser Körper sie als Fett.

## Fett verstehen

Fett hat eine Vielzahl von Funktionen im menschlichen Körper. Fett kann an anderen Orten als dem Bauchbereich gespeichert werden, wie z.B. in der Leber und im Skelettmuskel. Fett ist für die Regulierung der Hormonproduktion, den Transport von Vitaminen und Mineralien im Körper, die Bereitstellung der Zellstruktur und den Schutz lebenswichtiger Organe verantwortlich. Es dient als Energiequelle für die Unendlichkeit der Zellfunktionen und ist sogar für etwa 70% der Energie verantwortlich, die für die Körperfunktionen im Ruhezustand verbraucht wird. Natürlich können wir ohne Fettnährstoffe nicht überleben.

## Verschiedene Arten von Fett

Vielleicht haben Sie im Laufe Ihres Lebens die Worte "gesättigt" oder "trans-Fett" gesehen oder gehört, aber was bedeuten sie eigentlich? Trans-Fette sind Fette, die aus Öl hergestellt werden, das durch eine Methode der Lebensmittelverarbeitung, die als partielle Hydrierung bezeichnet wird, entsteht. Sie finden diese Art von Fetten in allen verarbeiteten Lebensmitteln, wie z.B. Fastfood. Diese Fette haben die Tendenz, den Gehalt an gutem Cholesterin oder High-Density-Lipoprotein (HDL) zu senken und den Gehalt an schlechtem Cholesterin oder Low-Density-Lipoprotein (LDL) zu erhöhen. Ein hoher Cholesterinspiegel steht in direktem Zusammenhang mit Herzkrankheiten und natürlich mit der Gewichtszunahme.

Leider enthalten viele der Lebensmittel, die wir für köstlich halten, gesättigte Fettsäuren. Sie sind kalorienreich mit wenig bis gar keinem Nährwert. Beispiele für diese Lebensmittel sind Speck, Wurst, Kartoffelchips und Hamburger. Eiweißquellen, insbesondere Milchprodukte, und rotes Fleisch enthalten gesättigte Fette. Es ist wichtig zu verstehen, welche Art von Eiweiß Ihrem Gewichtsverlust zugute kommt, im Gegensatz zu der Art von Eiweiß, die Ihren Fortschritt behindern kann. Um einen flachen Bauch zu erreichen, sollten Sie Ihr Eiweiß aus magerem Fleisch oder Gemüse und Hülsenfrüchten wie Bohnen, Linsen und Tofu gewinnen.

Auch wenn Fett einer der drei wesentlichen Nährstoffe ist, die uns mit Energie versorgen, hat es mehr als doppelt so viele Kalorien pro Gramm wie die beiden anderen Nährstoffe. Ein Gramm Kohlenhydrate oder Eiweiß würde etwa 4 Kalorien liefern, während ein Gramm Fett 9 Kalorien enthält. Im Grunde genommen kann man für die Hälfte der Kalorien von Fett die gleiche Menge an Kohlenhydraten oder Eiweiß essen. Die einfache Erklärung für das Erreichen Ihrer Gewichtsabnahmeziele könnte darin bestehen, nur fettarme Lebensmittel zu essen, und obwohl der Verzehr weniger fettreicher Lebensmittel dazu beiträgt, Pfunde zu verlieren, reicht dies nicht aus. Selbst wenn Sie kalorienarme, fettfreie Lebensmittel essen, können überschüssige Kalorien für den Wickler gehortet werden, vor allem in Ihrem Bauch. Sie müssen genau darauf achten, wie viele Kalorien Sie von allen drei Nährstoffarten täglich zu sich nehmen. Um Gewicht zu verlieren, müssen Sie ein Kaloriendefizit haben, das Sie dadurch erreichen können, dass Sie mehr Kalorien verbrennen als Sie verbrauchen.

Nicht alle Arten von Fett sind schlecht für Sie. Ungesättigte Fette stammen aus Pflanzenölen, Nüssen und Samen. Ungesättigte und einfach ungesättigte Fette tragen dazu bei, den guten Cholesterinspiegel zu erhöhen und gleichzeitig den schlechten Cholesterinspiegel zu senken. Sie liefern wichtige Nährstoffe, die es den Zellen ermöglichen, fettlösliche Vitamine wie Vitamin D zu absorbieren. Mehrfach ungesättigte Fette sind auch eine gesunde Alternative zu gesättigten und Transfettsäuren. Omega-3 und Omega-6 gehören zu den mehrfach ungesättigten Fetten, die für die Regulierung des Blutdrucks von größter Bedeutung sind. Sie sollten Ihre tägliche Aufnahme von gesättigten Fetten durch ungesättigte Fette wie einfach und mehrfach ungesättigte Nährstoffe ersetzen. Sie finden diese Nährstoffe in Avocados, Nüssen, Samen, fettem Fisch und Tofu.

## Wie Sie feststellen, wie viel Fett Sie essen

Lesen Sie die Etiketten und lesen Sie sie dann erneut. Die Fettmenge wird auf den Nährwertangaben auf der Rückseite des Produkts, das Sie kaufen möchten, aufgeführt. Die Gesamtkalorien werden aufgelistet, ebenso wie die Gesamtkalorien aus Fett. Auf den meisten Lebensmitteletiketten ist auch der tägliche Fettanteil jeder Portion angegeben. Wählen Sie Lebensmittel mit einem geringen Prozentsatz an Tagesfett. Die Fettmenge, die Sie pro Tag zu sich nehmen müssen, hängt davon ab, wie viele Kalorien Sie pro Tag zu sich nehmen.

| Ihre tägliche Kalorienzufuhr | Fett, dass Sie täglich konsumieren sollten |
|---|---|
| 2,500 | 83 Gramm |
| 2,200 | 73 Gramm |
| 2,000 | 65 Gramm |
| 1,800 | 60 Gramm |
| 1,200 | 40 Gramm |

Das Lesen von Etiketten kann mühsam und verwirrend sein, besonders wenn der Aufdruck auf dem Etikett Sie täuschen soll. Vielleicht sehen Sie einige Produkte, die mit einem "fettarmen" oder "cholesterinarmen" Etikett versehen sind. Die Hersteller müssen die gesetzlichen Bestimmungen erfüllen, um diese Etiketten auf ihren Lebensmitteln zu verwenden. Wenn auf einem Produkt "fett- oder zuckerfrei" steht, bedeutet dies in Wirklichkeit, dass es weniger als 0,5 Gramm Zucker oder Fett enthält. Wenn auf dem Etikett "fettarm" steht, enthält es 3 Gramm Fett oder weniger. Denken Sie beim Einkaufen daran, um ungesunde Fette zu vermeiden, die Sie direkt von der Fettverbrennung abhalten.

## Stress und Fett

Wie die meisten Aspekte des menschlichen Körpers wird auch das Fett durch Stress beeinflusst. Es ist wichtig, Ihr Stressniveau zu überwachen und zu erkennen, was Ihnen Spannung bringt, um den Gewichtsverlust zu optimieren. Wenn Ihr Körper einen Stressmoment aushält, werden Ihre Flug- oder Kampfreflexe ausgelöst. Dies führt dazu, dass Ihr Cortisolspiegel (das Stresshormon) in die Höhe schießt, während der Insulinspiegel steigt und Ihr Blutzuckerspiegel sinkt. Dies führt zu Hunger. Ihr Körper geht davon aus, dass Sie während Ihrer Reaktion auf den Stress, z.B. auf der Flucht vor der Gefahrensituation oder bei der Entscheidung für den Kampf, eine große Anzahl von Kalorien verbraucht haben. Obwohl Sie sich nicht intensiv körperlich betätigt haben, täuscht Ihr Gehirn Ihrem Körper vor, dass Sie die verlorenen Kalorien wieder auffüllen müssen, was zu einer Überernährung führt. Das sind die Zeiten, in denen man sich auf der Suche nach einem Stück Pizza oder Brathähnchen befindet. Diese Art von Essen wird aus gutem Grund als tröstlich bezeichnet. Das Gehirn setzt Chemikalien frei, die bei der Aufnahme dieser Nahrung ein beruhigendes Gefühl erzeugen, das mit unserem prähistorischen Bedürfnis nach Fetten und Zuckern, die uns am Leben halten, korreliert.

### *Kalorien verstehen*

Kalorien sind Maßeinheiten, die als die Energiemenge kategorisiert sind, die freigesetzt wird, wenn unser Körper die Nahrung aufbricht und verdaut. Sie sind in allem enthalten, was man isst, von Kaugummi über Ketchup bis hin zu Pfefferminz und sogar Vitaminen. Genau wie bei Fetten werden nicht alle Kalorien gleichermaßen gebildet. Einige Kalorien werden als "leer" betrachtet, was bedeutet, dass sie keinerlei Nährwert haben. Technisch gesehen erhält man aus leeren Kalorien die gleiche Menge an Energie wie aus nährstoffreichen Kalorien. Sie könnten zum Beispiel 1500 Kalorien von Fastfood oder 1500 Kalorien von Gemüse essen und aus beiden die gleiche Energiemenge erhalten. Der Unterschied besteht darin, dass Ihr Körper bei 1500 Kalorien Fastfood davon ausgeht, dass Sie in diesem einen Moment Ihre gesamte Tagesenergie verbrauchen, anstatt Ihre tägliche Kalorienzufuhr gleichmäßig zu verteilen. Das führt dazu, dass Sie sich schon lange vor dem Ende Ihres Arbeitstages groggy und hungrig fühlen. Leere Kalorien zu essen, kann zu einem nicht enden wollenden Kreislauf von Hunger und Überessen führen.

## Wie Kalorien auf Fett wirken

Im Zeitalter der Kalorienzählung und der Modeerscheinungen ist es leicht zu glauben, dass es umso besser ist, je weniger Kalorien man verbraucht. Dies ist nicht der Fall, da jeder Mensch über ein minimales Maß an Kalorien verfügt, das man pro Tag zu sich nehmen sollte. Die Anzahl variiert je nach BMI, Alter, Aktivitätsniveau und Geschlecht. Ein Pfund Fett entspricht 3.500 Kalorien. So viele Kalorien müssen Sie verbrennen, um so viel Fett zu verlieren und Ihre Kalorienaufnahme um 500 zu reduzieren, um ein Pfund pro Woche zu verlieren. Denken Sie daran, dass Ihr Kalorienbedarf mit zunehmender Gewichtsabnahme abnimmt.

Da Kalorien im Grunde genommen der Treibstoff Ihres Körpers sind, ist es wichtig, dass Sie genug Energie haben, um Ihre Energie während der gesamten Wachzeit aufrechtzuerhalten. Das Wissen um die Anzahl der Kalorien, die Sie zum Abnehmen benötigen, ist der Schlüssel zum Erhalt Ihres flachen Bauches. Sie sollten sich auch bewusst sein, welche Art von Kalorien Sie zu sich nehmen, denn wenn Sie leere Kalorien zu sich nehmen, werden Sie hungrig sein und eher von Ihrer Ernährung abweichen.

## Wie Kalorien die Muskelmasse beeinflussen

Wenn es um den Muskelaufbau geht, ist die Art der Kalorien, die Sie verbrauchen, sehr wichtig. Wenn Sie 200 Kalorien Eiscreme essen würden, würde diese ganz anders in den Körper aufgenommen werden, als wenn Sie 200 Kalorien von Kichererbsen essen würden. Da Kichererbsen nährstoffreich und ballaststoffreich sind, werden wahrscheinlich 10% dieser Kalorien überhaupt nicht absorbiert. Es ist viel wahrscheinlicher, dass Sie an Muskelmasse gewinnen, wenn Sie eine proteinreiche und nährstoffreiche Nahrung essen, im Gegensatz zu einer nährstoffarmen und ballaststoffarmen Ernährung.

## Wie Sie feststellen, wie viele Kalorien Sie essen

Um die Anzahl der Kalorien in einem Produkt und die Anzahl der Kalorien aus Fett zu ermitteln, finden Sie die Nährwertangaben auf der Rückseite des Produkts. Es ist allgemein bekannt, dass die Food and Drug Administration (FDA) alle Kalorienberechnungen von jedem Lebensmittelanbieter auf dem Markt reguliert. Was die FDA nicht wissen will, ist, dass sie unmöglich die Kalorienberechnungen aller Anbieter bis auf die Dezimalstelle überprüfen kann, so dass ein Produkt nur dann als "falsch etikettiert" gilt, wenn es mehr als 20 % niedriger ist. Das bedeutet, dass nicht jede aufgeführte Kalorienzahl korrekt ist. Wenn Sie etwas aufgreifen, das zu gesund erscheint, um wahr zu sein, wählen Sie etwas Zuverlässigeres, z.B. größere Marken oder pflanzliche Vollwertkost.

## Bewegung und Kalorien

Wie bereits erwähnt, spielt Bewegung eine große Rolle, um den Platten um Ihre Mitte herum loszuwerden und die darunter liegenden Muskeln zu straffen, damit Sie eine sexy Figur bekommen. Wie hängen Kalorien und Bewegung zusammen? Wie

Sie wissen, sind Kalorien Maßeinheiten, mit denen die Energie im menschlichen Körper bestimmt wird. Je mehr Energie Sie verbrauchen, desto mehr Kalorien verbrennen Sie. Wenn Sie aussteigen und sich bewegen, werden Sie diese zusätzlichen Kalorien loswerden. Alle Übungen wirken sich auf Ihre Muskelmasse aus, egal ob Sie gehen, laufen, radfahren oder schwimmen. So kann Ihr Körper auch lange nach dem Training kontinuierlich Kalorien verbrennen. Sobald Sie anfangen, mehr Kalorien zu verbrennen, die Sie verbrauchen, beginnen Sie abzunehmen.

# Kapitel 3: Verstehen des Energieverbrauchs im Körper

## Energie verstehen

Das Thema Energie ist ein heißes Thema im 21. Jahrhundert. Wissenschaftler sind ständig auf der Suche nach einer größeren und besseren Energiequelle, um die Welt zu versorgen. Stellen Sie sich Ihren Körper wie eine fein eingestellte Maschine vor, die Energie (Nahrung) benötigt, um richtig zu funktionieren. Sie können die Art und Weise, wie Ihr Körper Vitalität verbraucht, nutzen, um fit und gesund zu werden!

Im naturwissenschaftlichen Unterricht wurde uns beigebracht, dass Energie weder geschaffen noch zerstört werden kann. Dies ist ein grundlegendes Gesetz der Wissenschaft, das für immer wahr sein wird, aber was bedeutet es, wenn wir sagen "Kalorien verbrennen"? Im Grunde bedeutet es nur, dass man die Einheiten der Energie verbrennt, die man braucht, um zu gehen. Energie kann nicht zerstört werden, aber sie muss von einer Form in eine andere umgewandelt werden, wie mechanische Energie, die uns hilft, uns zu bewegen, thermische Energie, die uns warm hält, und elektrische Energie, die es uns ermöglicht, unser Gehirn zu benutzen. Die Art von Energie, die im Körper verwendet wird, wird Adenosintriphosphat (ATP) genannt. ATP ist eine technisch-chemische Reaktion, die unser Körper zur Durchführung unserer biologischen Prozesse nutzt. Kohlenhydrate, Fette und Proteine sind die Nährstoffe, die uns mit Kraft versorgen, aber Fette liefern die meiste Energie. Diese Funktionen unterstützen die Hormonregulation, den Blutkreislauf, die Verdauung und das Zellwachstum. Wenn einige Kalorien nicht sofort als Energie verwendet werden, werden sie als Fett gespeichert.

### Arten von Energie

Je nachdem, was Sie essen, können die Kalorien in verschiedene Energiearten aufgespalten werden, die Ihr Körper sofort verbraucht oder für später speichert. Wenn Sie zum Beispiel eine kohlenhydratreiche und vollkornarme Mahlzeit essen, werden diese Kalorien schnell in Glukose umgewandelt, die für die Muskelkraft verwendet wird. Dadurch steigt Ihr Blutzucker an und kurz danach sinkt Ihr Energieniveau. Wenn Sie eine vollkornreiche Mahlzeit essen, kann Ihr Körper den Verdauungsprozess viel langsamer durchlaufen, so dass Ihre Energiereserven den ganzen Tag über konstant bleiben. Sie möchten Ihren Körper mit Energie versorgen, um Fett in der Mitte zu verbrennen und Muskeln aufzubauen. Denken Sie daran, wenn Sie Ihr neues Trainingsprogramm umsetzen!

### Wie die Ernährung Ihre Energie beeinflusst

Jetzt, da Sie verstehen, wie Energie den Körper beeinflusst, können Sie damit beginnen, Ihren Ernährungsbedarf um die Energiemenge zu planen, die Sie benötigen, um schlanker zu werden! Um optimale Energiemengen zu erreichen, müssen Sie eine ausgewogene Ernährung essen, die reich an Gemüse, gesunden Fetten, gesunden Ölen, unraffinierten Kohlenhydraten und Proteinen ist. Auch wenn Süßigkeiten, Bonbons und Energiegetränke Ihnen einen Schub an Hyperaktivität geben können, sollten Sie sich von ihnen fernhalten, um den Absturz zu vermeiden, den sie einige Stunden nach dem Verzehr verursachen. Eine andere Möglichkeit, Ihr Energieniveau aufrechtzuerhalten, wäre es, den ganzen Tag über häufig zu essen. Konsequentes gesundes Naschen könnte die grundlegende Regel der drei Mahlzeiten pro Tag ersetzen. Ihr Gehirn braucht ständig Nährstoffe, um zu funktionieren. Wenn Sie also alle paar Stunden Obst oder Gemüse essen, fühlen Sie sich eher voller Energie und haben eine höhere kognitive Funktion.

## Machen Sie Koffein zu Ihrem Freund

Koffein ist ein so großer Teil der amerikanischen Kultur. Wir verherrlichen einen vollen Terminkalender und pauken alles, was wir brauchen, in einen 8-Stunden-Arbeitstag, also lieben wir natürlich Koffein! Die meisten Menschen wachen morgens bei einem Kaffee auf und haben das Gefühl, dass sie ohne Koffein nicht funktionieren können. Koffein ist ein Stimulans, also hat es die Fähigkeit, Ihr Energieniveau zu erhöhen. Je nachdem, wie viel und wann Sie konsumieren, kann Koffein eine hilfreiche Quelle sein, um Sie wacher zu machen, aber seien Sie vorsichtig. Der Konsum von zu viel Koffein kann zu ernsthafter Nervosität und sogar Schlaflosigkeit führen. Genießen Sie es also in Maßen vor der geschäftigsten Zeit des Tages. Achten Sie auch auf Energiegetränke und Limonaden. Sie haben einen hohen Zuckergehalt und führen zu einer Abwärtsspirale, durch die Sie sich müde und hungrig fühlen werden.

## Fett und Energie

Wenn Sie wie 30% der amerikanischen Bevölkerung unter Übergewicht leiden, verbringen Sie wahrscheinlich einen Großteil Ihrer Zeit damit, müde zu werden. Das liegt daran, dass das zusätzliche Gewicht auf Ihrem Körper, insbesondere im mittleren Bereich, Ihre Gelenke zusätzlich belastet. Dies erschwert körperliche Aktivitäten und birgt ein Risiko für Arthritis, Schlafapnoe und Asthma. Ihr Körper verbraucht eine große Menge an Energie, wenn er Schmerzen bekämpft, und das kann dazu führen, dass Sie sich müde fühlen. Wenn Sie einen dicken Bauch mit sich herumtragen, übt er mehr Druck auf Ihre Lungen und Ihr Herz aus, wodurch Sie noch mehr erschöpft sind. Die Kontrolle und Aufrechterhaltung Ihres Gewichts kann Ihnen helfen, Ihre Energie wiederzugewinnen und Gesundheitsrisiken zu verringern. Eine Gewichtsreduzierung wird auch mit einer Verringerung der Depressionen in Verbindung gebracht. Eine

Depression zieht Ihnen Energie und hindert Sie daran, die Motivation für eine gesunde Lebensweise zu finden. Gesund zu werden, gibt Ihnen nicht nur einen flacheren Bauch und mehr Energie, sondern macht Sie auch zu einem glücklicheren Menschen! Wenn Bewegung Ihre Depression nicht verbessert, sollten Sie ein Gespräch mit Ihrem Arzt in Betracht ziehen.

### Stress und Energie

Der Stressabbau geht unglaublich weit, wenn es darum geht, Fett zu verbrennen und für diesen flachen Bauch zu arbeiten. Je mehr Stress Sie haben, desto mehr Cortisol produziert Ihr Körper. Das Stresshormon macht Sie hungrig und müde. Wenn Sie dem Verlangen nachgeben, wandern die Kalorien direkt in Ihren Bauch, Ihre Hüften und Ihre Oberschenkel. Die Reduzierung Ihres Stressniveaus kann sich schwierig und möglicherweise einschüchternd anhören, aber sobald Sie mit einer Routine von Entspannungsübungen beginnen, stellen Sie fest, dass Ihre Energie zunimmt und sich Ihre allgemeinen Körperfunktionen verbessert haben. Meditation ist eine auf der ganzen Welt beliebte Praxis, die dafür bekannt ist, das Stressniveau zu reduzieren. Manche Menschen nutzen Bewegung als eine Form der Bewegungsmeditation, aber es gibt unzählige andere Möglichkeiten, ein stressfreies Leben zu führen. Wenn Sie beginnen, eine gesunde Ernährung und Bewegung in Ihr Leben zu integrieren, sollten Sie auch Entspannungsstrategien einbauen. Schließlich sollte es eine positive Erfahrung sein, zu der Person zu werden, die Sie sein wollen, und nicht eine stressige.

# Kapitel 4: Wie sich Ihr Körper verändert

## Ihre Anatomie im Wandel

Jetzt, da Sie Kalorien, Fett und Energie verstehen, ist es an der Zeit, sich auf die Veränderungen vorzubereiten, die Sie durchlaufen werden, wenn Sie eine gesunde Ernährungs- und Bewegungsroutine einführen. Die Grundlagen der Gewichtsabnahme sagen uns, dass unser Kalorienbedarf und damit auch unser Körper schrumpft, wenn wir weniger Kalorien verbrauchen. Das klingt einfach, aber es gibt unzählige Aspekte der Gewichtsabnahme zu berücksichtigen. Wenn Sie sich erst einmal in Ihre neue Fitnessroutine eingearbeitet haben, werden Sie sich vielleicht nicht mehr schrumpfen fühlen oder sehen, weil die Gewichtsabnahme auf molekularer Ebene beginnt. Wenn Sie sich gesund ernähren und trainieren, beginnen Ihre Fettzellen zu schrumpfen. Das Fett, das in Ihren Fettzellen gespeichert wurde, kann endlich seinen Zweck als Energie erfüllen, die von Ihrem Körper für die Energiegewinnung verwendet wird. Das Fett, das einst um Ihren Bauch herum hing, ist nun in seine letzten Elemente, nämlich Kohlendioxid und Wasser, zerlegt worden. Das meiste Fett, das Sie verlieren, wird den Körper über Ihre Atemwege verlassen. Das ist richtig. Sie atmen das Fett aus Ihrem Körper aus. Das Fett, das nicht durch Ihre Nasenlöcher abtransportiert wird, verlässt den Körper durch Schweiß, Urin und andere Körperflüssigkeiten.

Leider bleiben Ihre Fettzellen dort, wo sie sind. Erinnern Sie sich noch, als wir über eine unendliche Anzahl von Fettzellen sprachen? Als Menschen sind unsere Körper so konstruiert, dass sie das Schlimmste befürchten, wie zum Beispiel den Hungertod. Deshalb müssen wir unseren Körper mit Diät und Bewegung austricksen, um zu verhindern, dass sich diese Fettzellen wieder auffüllen.

## Wasser Gewicht

Unser Körper sammelt auf natürliche Weise Wasser an, aber wenn Sie sauber essen, können Sie das Wasser relativ schnell ausspülen. Sie werden Fett verlieren, aber zuerst werden Sie Wassergewicht verlieren. Unabhängig davon, welche Art von Ernährung Sie wählen, wird das Wassergewicht immer das erste sein, was sich von Ihrem Körper löst. Der Wasserverlust ist es, der Ihnen gleich nach dem Beginn Ihres neuen Lebensstils einen erheblichen Gewichtsverlust beschert. Nachdem Sie das ganze Wasser abgesetzt haben, neigt die Zahl auf der Waage zu einem Plateau. Lassen Sie sich dadurch jedoch nicht Ihre Motivation zerstören. Das Wassergewicht loszuwerden, ist der erste Schritt zum Verlust von Bauchfett. Wenn das Wasser weg ist, beginnt Ihr Körper damit, Ihre Fettreservoirs zu verbrennen, wie das in Ihrer Mitte.

## Zu erwartende Herausforderungen

Denken Sie daran, dass Sie bei jeder Gewichtsabnahmeerfahrung ständig gegen Ihren Körper ankämpfen. Ihr Körper will biologisch gesehen nicht, dass Sie Gewicht verlieren, weil er denkt, dass Sie Fett brauchen, um zu überleben, falls Ihnen jemals Nahrung entzogen wird. Ihr Körper wird merken, dass Sie weniger essen und Chemikalien freisetzen, die Sie hungrig machen. Um dem entgegenzuwirken, essen Sie reichlich faser- und proteinhaltige Nahrungsmittel, damit Sie immer genug Energie haben. Neben Wassergewicht und Fett verlieren Sie auch Muskelgewebe, was das Gegenteil von dem ist, was Sie tun wollen. Um einen flachen Bauch und einen gesunden Lebensstil zu erreichen, ist es wichtig, dass Sie mit Ihrer Trainingsroutine Schritt halten.

## Positive Sichtweise

Während Sie diesen Prozess durchlaufen, haben Sie vielleicht das Gefühl, dass Ihr Körper einen eigenen Geist hat. Die Anpassung an

Ihren neuen Lebensstil wird jedoch nicht ganz schlecht sein. Es gibt eine Reihe von positiven Nebenwirkungen, auf die Sie sich freuen können. In erster Linie werden Sie sich besser fühlen. Ihre neue Diät sollte Ihnen genügend Energie liefern, um Ihre Trainingsroutine aufrechtzuerhalten, wodurch Sie sich auch energiegeladener fühlen. Verabschieden Sie sich von diesem ständigen Gefühl der Erschöpfung. Wenn Ihr Körper die zusätzlichen Pfunde los ist, wird Ihre Sauerstoffzufuhr effizienter sein, so dass das Treppensteigen viel einfacher ist, ohne dass Sie dabei den Atem verlieren.

Vielleicht erinnern Sie sich dann besser an die Dinge. Studien zeigen, dass Personen, die einen Gewichtsabnahmeplan umgesetzt haben, sich besser an Informationen erinnern als diejenigen, die ihre ungesunden Gewohnheiten beibehalten haben. Dies ist darauf zurückzuführen, dass Ihr Gehirn bei einem gesünderen Lebensstil mehr Energie für die Erzeugung von Erinnerungen und weniger Energie für das Abrufen von Erinnerungen verbraucht, wodurch Ihre Gedächtnisfunktion in die Höhe schießt.

Ihr Risiko für Krebs und andere gewichtsbedingte Krankheiten sinkt. Das liegt daran, dass Ihr Körper keine Energie für einfache Dinge wie Fortbewegung oder Müdigkeit verschwenden muss. Bei all dieser zusätzlichen Zeit und Vitalität bemüht sich Ihr Körper mehr darum, sicherzustellen, dass Ihre Zellen gesund sind und dass Ihre Systeme richtig funktionieren.

Das Essen kann anfangen, anders zu schmecken. Einige Studien zeigen, dass Lebensmittel, die man früher genossen hat, wie Fastfood oder stark verarbeitete Lebensmittel, nach einem deutlichen Gewichtsverlust stumpf und schal zu schmecken begannen. Dies führte dazu, dass sie sich zu frischen

Nahrungsmitteln hingezogen fühlten, die ihre Energie anheizten und sie auf Kurs hielten.

Sie schlafen vielleicht besser. Es ist allgemein bekannt, dass eine gesunde Ernährung und ein Bewegungsplan Ihnen einen erholsameren Schlaf bescheren können. Da Ihr Gewicht, insbesondere im Bauchbereich, abnimmt, werden Sie eine deutliche Veränderung Ihrer Schlafqualität feststellen. Dies gilt umso mehr, wenn Sie unter Schlafstörungen wie Tagesmüdigkeit, Schlaflosigkeit oder Schlafapnoe leiden. Vielleicht stellen Sie auch fest, dass Sie nicht mehr schnarchen, was eine bessere Schlafumgebung für Sie und Ihren Partner schafft.

Sie werden glücklicher sein. Das Erreichen eines Ziels jeglicher Art ist ein Grund zum Feiern, aber sobald Sie Ihr Gesundheits- und Fitnessziel erreicht haben, werden Sie vielleicht feststellen, dass Sie so glücklich sind wie nie zuvor. Zwischen einem gesunden Körper und einem glücklichen Geist besteht ein großer Zusammenhang. Mit mehr Energie aus Ihrer Ernährung und mehr Selbstvertrauen aus Ihrer schlank werdenden Taille ist es vielleicht unmöglich, das Lächeln aus Ihrem Gesicht zu bekommen. Tatsächlich haben Wissenschaftler die Gewichtsabnahme mit einer Verringerung von Depressionen in Verbindung gebracht. Leider ist Gewichtsabnahme keine Lösung. 10% der Personen, die vor dem Abnehmen depressiv waren, waren genauso depressiv, nachdem sie 100 Pfund abgenommen hatten. Dies ist auf die zugrunde liegenden Ursachen zurückzuführen, die mit Ihrem Arzt besprochen werden sollten.

# Kapitel 5: Was NICHT gegessen werden sollte

## Warum eine gesunde Ernährung wichtig ist

Da Sie nun wissen, worauf Sie sich freuen können, lassen Sie uns zur Sache kommen und festlegen, was Sie aus Ihrer Ernährung streichen sollten. Selbst mit einer detaillierten Übungsroutine werden Sie durch den Verzehr ungesunder Nahrungsmittel Ihr Ziel für den flachen Bauch nicht erreichen. Die Faustregel besagt, dass 20 % der Waschbrettbauchmuskeln, von denen Sie träumen, im Fitnessstudio hergestellt werden, während die anderen 80 % in der Küche hergestellt werden. Sie wären überrascht, welche Auswirkungen ungesundes Essen auf Ihre Mitte hat. Sie werden feststellen, dass Ihre neue Ernährung mit der Zeit leichter wird. Es dauert 21 Tage, um eine Gewohnheit zu beginnen und 21 Tage, um eine Gewohnheit zu durchbrechen. Sie können zwei Fliegen mit einer Klappe schlagen, wenn Sie sich für drei Wochen zu einer sauberen Ernährung verpflichten. Nach diesen drei Wochen werden Sie feststellen, dass Ihre gesunde Lebensweise Fuß gefasst hat. Es mag zunächst schwierig erscheinen, sich von Nahrungsmitteln fernzuhalten, die eine Gewichtszunahme verursachen, aber wenn Sie einmal anfangen, Ergebnisse zu sehen, wird Sie nichts mehr aufhalten!

### *Trans-Fette*

Wahrscheinlich sind Sie mit Trans-Fett vertraut. Es ist noch nicht sehr lange her, dass die Medien Transfette als das verdrängt haben, was sie wirklich sind: ungesund. Die Regierung verabschiedete sogar ein Gesetz, das die Verwendung von Transfetten in Lebensmitteln als unsicher einstuft. In einer perfekten Welt wären alle unsere Lebensmittel heute transfettfrei, aber leider ist das nicht der Fall. Da diese Epidemie so weit verbreitet war, wird es mehr als zwei Jahre dauern, bis alle

Lebensmittel frei von dieser Substanz sind. Transfett siedelt sich gerne in Ihrem Bauch und in Ihren Blutgefäßen an. Es ist wichtig, darauf zu achten, was auf den Lebensmitteletiketten steht, denn man weiß nie, was man bekommt. Trans-Fettsäuren werden durch Injektion von Wasserstoff in ungesättigte Fette wie Pflanzenöl hergestellt. Trans-Fette haben die unangenehme Angewohnheit, den guten Cholesterinspiegel zu senken und den schlechten zu erhöhen, was zu einem Risiko für Herzinfarkt, Schlaganfall, Entzündung und Insulinresistenz führt. Diese Art von Fett findet sich in den meisten verpackten Lebensmitteln wie Kartoffelchips, Crackern, Keksen, Kuchen, Fastfood, zusammen mit Margarine und Aufstrichen. Rotes Fleisch enthält auch natürliche Transfette, die entstehen, wenn die Bakterien in den Mägen der Tiere Gras verdauen; denken Sie also daran, sich an magere Proteinquellen wie hautloses Huhn und Fisch zu halten. Es ist wichtig, beim Kauf von verarbeiteten Lebensmitteln die Etiketten zu lesen oder alles zusammen zu vermeiden. Sie können Ihre bevorzugten mit Transfett gefüllten Lebensmittel gegen unverarbeitete, pflanzliche Produkte austauschen.

### Alkohol

Fast jeder nutzt die Gelegenheit, nach der Arbeit oder angesichts eines obligatorischen sozialen Engagements einen Drink zu nehmen, aber wussten Sie, dass das gelegentliche Bier der Grund dafür sein könnte, dass sich Ihr Bauch nicht rührt? Alkohol kann in winzigen Mengen gesundheitliche Vorteile haben, z.B. wenn man an einer Erkältung leidet, aber der Konsum von zu viel Alkohol kann sich negativ auf den Gewichtsverlust auswirken. Alkohol ist einer der wichtigsten Faktoren, die zum Bauchfett führen. Beobachtungsstudien deuten darauf hin, dass der Konsum von mehr Alkohol als nötig zu einer Zunahme des Übergewichts im Bereich des Bauchs führt. Dieses Phänomen ist auch als "Bierbauch" bekannt. Ganz zu schweigen von der Tatsache, dass

Alkohol Ihren Körper dehydriert, wodurch Sie sich träge und hungrig fühlen. Sie müssen zwar nicht ganz auf Alkohol verzichten, aber eine Einschränkung des Alkoholkonsums wird Ihre Taille deutlich reduzieren.

## Molkereiprodukte

Es ist überwältigend, über die Anzahl der Produkte, die wir essen und die Milch enthalten, nachzudenken. Wir kochen damit, tun sie in unser Müsli und sogar in unseren Morgenkaffee. Es ist verrückt, sich vorzustellen, wie ein Leben ohne Milchprodukte aussehen würde, aber über 70% der Amerikaner sind laktoseintolerant. Laktoseintoleranz bedeutet im Grunde genommen, dass man nicht über das Enzym verfügt, das für den Abbau und die Verdauung von Laktose benötigt wird. Dies führt zu Blähungen, Blähungen und Magenverstimmung. Laktoseintoleranz kann leicht bis schwerwiegend sein. Da sie die Bildung natürlicher Gase im Magen verursacht, fühlen Sie sich viel eher aufgedunsen und sehen aufgedunsen aus. Wenn Sie den Verdacht haben, dass Sie eine Laktoseintoleranz haben könnten, versuchen Sie eine Woche lang, keine Milchprodukte zu essen, und schauen Sie, ob Sie Veränderungen feststellen. Konsultieren Sie vor einer größeren Ernährungsumstellung immer Ihren Arzt. Wenn Sie keine Laktoseintoleranz haben, sollten Sie Milchprodukte vermeiden, die behaupten, "fettfrei" oder "fettarm" zu sein. Die Verarbeitungsmethode, die verwendet wird, um diese Produkte gesünder erscheinen zu lassen, entfernt in Wirklichkeit aber die gesunden Fette und ersetzt sie durch Zucker und Natrium. Denken Sie daran, dass Ihr Körper gesundes Fett braucht, um zu über-leben. Sie möchten ungesunde, verarbeitete Fette ausscheiden, um Ihren flachen Bauch zu erreichen. Dies können Sie erreichen, indem Sie sich für gesündere Milchprodukte wie Hüttenkäse und griechischen Joghurt entscheiden.

## Soda und Erfrischungsgetränke

Es gibt nichts Erfrischenderes als eine eiskalte Coca-Cola in der Hitze des Sommers... Abgesehen von dem perfekten Körper. Soda ist überall, wo wir hinschauen, von unseren Lebensmittelgeschäften bis zu McDonald's. Es ist schwer, nein zu diesem süßen Genuss zu sagen, aber der Konsum von Soda ist eine weitere Hauptursache für Bauchfett. Soda ist mit Zucker und leeren Kalorien gefüllt, die zum Übergewicht beitragen. Studien zeigen, dass der Verzehr von nichts anderem als Soda zu einer Anhäufung von viszeralem Fett in der Mitte des Körpers führte. Ihr Körper kämpft damit, diesen Zucker zu verbrennen, so dass er stattdessen in Ihren Fettzellen gespeichert wird. Es ist vernünftig anzunehmen, dass eine Diät-Soda eine bessere Alternative wäre. Das Wort "Diät" ist im Namen richtig und enthält 0 Kalorien, aber die Wahrheit ist, dass diese Sodas mit künstlichen Süßstoffen wie Aspartam, Saccharin, Sucralose oder einem pflanzlichen Süßstoff wie Stevia versetzt sind. Diese können mehr als fünfmal süßer als Zucker sein. Lassen Sie sich also nicht täuschen, dass es auf dem Markt eine gesündere Soda-Option gibt. Lesen Sie immer die Etiketten auf allen verpackten Lebensmitteln oder Getränken, die Sie kaufen, um sicherzustellen, dass Sie wissen, was Sie konsumieren. Der Verzicht auf Soda hat eine Reihe von gesundheitlichen Vorteilen wie die Stärkung Ihrer Zähne, die Senkung Ihres Blutzuckers und die Abflachung Ihres Bauches.

### Verarbeitete Backwaren

Wir sind alle schuldig, in den Supermarkt oder die Tankstelle zu gehen, nur um von den leckeren, verpackten Backwaren, die auf den Inseln verstreut sind, in Versuchung geführt zu werden. Die unglückliche Wahrheit ist, dass Dessertkuchen, Minidonuts und Muffins mit Zucker und Kalorien verpackt sind. Kombiniert man das mit praktisch keinen Ballaststoffen, so trägt man zum Bauchfett bei. Das gilt auch für die "frisch gebackenen Waren" und die Little Debbie-Kuchen in den Lebensmittelgeschäften. Sie sind nicht nur mit unerwünschtem Zucker gefüllt, sondern enthalten auch Konservierungsstoffe, die eine längere Haltbarkeit ermöglichen. Sie könnten buchstäblich monatelang im Regal liegen, bevor sich jemand entscheidet, sie abzuholen. Können Sie sich vorstellen, wie lange sie in Ihrem Körper bleiben? Tun Sie sich selbst einen Gefallen, wenn Sie sich das nächste Mal nach diesen Süßigkeiten sehnen, und essen Sie stattdessen ein Stück Obst.

## Frittierte Lebensmittel

Mit einer Reihe von Fastfood-Restaurants in jeder Stadt des Landes ist es leicht zu verstehen, warum die Bevölkerung so viele frittierte Lebensmittel konsumiert. Fast Food ist schnell zu einer billigen Alternative zum allabendlichen Kochen geworden. Da die Mehrheit der Erwachsenen Vollzeit arbeitet, scheint es wie ein Kinderspiel, einen schnellen Happen zum Essen zu holen. Es stimmt, wenn sie sagen, dass man bekommt, wofür man bezahlt. Fastfood enthält sehr wenig Ballaststoffe und eine große Menge an Kohlenhydraten, was es schwer verdaulich macht. Diese Art von Lebensmitteln hat normalerweise einen hohen Kaloriengehalt mit wenig bis gar keinem Nährwert. Wenn Sie die Gewohnheit, mehrmals in der Woche Fastfood zu essen, mit einer ziemlich sitzenden Lebensweise kombinieren, laufen Sie Gefahr, an Gewicht zuzunehmen und alle damit verbundenen Gesundheitsprobleme zu bekommen. Die meisten frittierten Lebensmittel beginnen als tiefgefrorene und stark verarbeitete Lebensmittel. Das bedeutet, dass sie eine große Menge an gesättigten Fetten enthalten. Selbst einige der auf der Speisekarte aufgeführten gesunden Optionen, wie z.B. Salate, können über 2000 Kalorien enthalten. 2000 Kalorien sind die tägliche Kalorienzufuhr für einige Menschen. Man muss auf ungesunde Zusätze wie Dressings, Crotons und Röstzwiebeln achten.

### *Weißmehl und weißer Reis*

Weißmehl ist in fast allen oben aufgeführten Lebensmitteln enthalten. Weißmehl, Reis und andere raffinierte Körner sind hochgradig verarbeitet worden. Die Hersteller entfernen bei diesen Lebensmitteln die braune Beschichtung, die den größten Teil des Faseranteils mit entfernt. Ihr Körper verdaut diese raffinierten Zutaten sehr schnell, wodurch Sie sich schläfrig und unmotiviert fühlen. Weiße Kohlenhydrate wurden raffiniert, was im Grunde bedeutet, dass sie verarbeitet wurden und den Großteil ihres Fasergehalts gegen zuckerhaltige Kohlenhydrate eingetauscht haben. Dadurch werden sie vom Körper schnell verdaut und als Fett gespeichert. Tauschen Sie Ihre weißen Kohlenhydrate gegen Vollkornoptionen wie Vollkornbrot, braunen Reis oder Quinoa. Das Herausschneiden der weißen Kohlenhydrate ist eine gute Möglichkeit, Fett aus der Mitte herauszuschneiden.

### *Raffinierte Süßstoffe und Zucker*

Raffinierte Zucker und Süßstoffe erhöhen den Insulinspiegel im Körper. Wenn Ihr Insulinspiegel steigt, fördern sie die Einlagerung von Fett. Sie finden raffinierte Süßstoffe und Zucker in fast allen verpackten Lebensmitteln und vielleicht sogar in Ihrer Speisekammer. Das stimmt, sogar weißer Zucker, mit dem wir kochen, ist schlecht für Sie! Maissirup mit hohem Fruktosegehalt ist ein weiterer Übeltäter, der dazu beiträgt, diese Pfunde zu vermehren. Gesündere Alternativen sind kleine Mengen von Ahornzucker und echtem Honig.

### *Fruchtsäfte*

Die Menschen neigen dazu, nicht in der Lage zu sein, zwischen den Kalorien, die sie essen und den Kalorien, die sie trinken, zu unterscheiden, und den meisten Menschen wurde beigebracht, dass Fruchtsaft gut für sie ist, obwohl er es eigentlich nicht ist. Fruchtsaft ist mit (Sie haben es erraten) Zucker gefüllt, und wir alle wissen, dass überschüssiger Zucker als Fett in unseren Fettzellen gespeichert wird, vor allem in den Fettzellen in Ihrem Bauch.

### Kartoffeln

Wussten Sie, dass der Verzehr einer Backkartoffel für Ihren Körper das gleiche bewirkt wie der Verzehr eines Esslöffels Zucker? Kartoffeln sind mit leeren Kalorien gefüllt und werden schnell verdaut. Das bedeutet, dass Sie hungrig und bereit für mehr Essen sind, lange bevor Sie es sein sollten!

### Pizza

Auch wenn jeder auf der Welt Pizza liebt, muss man sich fragen, was in der Pizza drin ist. Die Antwort: Eine verarbeitete, verfeinerte Kruste, die mit verarbeitetem Fleisch belegt ist, gefüllt mit leeren Kalorien und einem Streusel von fettreicher Laktose oben drauf. Pizza ist mit gesättigten Fetten, Kohlenhydraten und Natrium gefüllt. Keine Sorge, Sie müssen nicht für immer auf Pizza verzichten. Es gibt unzählige gesunde Alternativen zur traditionellen Pizza, die genauso lecker sind.

### Zu berücksichtigende Weisheit

Lassen Sie sich von dieser langen Liste von verbotenen Lebensmitteln nicht unterkriegen. Es ist wichtig, Ihre Essgewohnheiten zu berücksichtigen, um sie zu ändern. Achten Sie darauf, wie und was Sie den ganzen Tag über essen und kontrollieren Sie, was Sie sich wünschen. Lernen Sie, Auslöser zu erkennen, die Sie zum Naschen veranlassen, sei es aus Stress oder aus Langeweile. Sie könnten einen Tag damit verbringen, Ihre

Essgewohnheiten aufzuschreiben, um Verbesserungsmöglichkeiten zu erkennen.

Wenn Sie mit einer Änderung Ihrer Lebensweise konfrontiert werden, z.B. mit einer sauberen Ernährung, versuchen Sie, Ihre Gedanken neu zu formulieren. Betrachten Sie das Essen nicht als gut oder schlecht. Fragen Sie sich, ob die Wahl Ihres Essens Ihrem Ziel hilft oder ihm schadet, aber versuchen Sie nicht, ein Perfektionist zu sein. Denken Sie daran, dass Rom nicht an einem Tag erbaut wurde, und ein gesünderer Lebensstil ist es auch nicht. Machen Sie sich nicht wegen eines Ausrutschers fertig. Nutzen Sie die Gelegenheit, daraus zu lernen, und gehen Sie Ihren Weg zu einem flachen Bauch weiter. Wenn Sie zu viel von sich selbst erwarten, werden Sie höchstwahrscheinlich abstürzen und ausbrennen, bevor Sie überhaupt anfangen.

Planen Sie schließlich Ihre Mahlzeiten ein. Versuchen Sie, Situationen zu vermeiden, in denen Sie nicht sicher sind, woher Ihre nächste Mahlzeit kommen wird. Das verursacht ein Gefühl der Unsicherheit, das es Ihnen leicht macht, aus "Notwendigkeit" etwas zu wählen, das für Sie schlecht ist. Die Vorbereitung der Mahlzeiten ist eine gute Möglichkeit, dieses Problem zu vermeiden. Vielleicht finden Sie sogar, dass Sie gerne leckeres, nahrhaftes Essen kochen, wenn Sie erst einmal den Dreh raus haben!

# Kapitel 6: Gesunde Ernährung

## Zu berücksichtigende Diäten

Der Schlüssel zu einer gesunden Ernährung ist das Verständnis, wie verschiedene Lebensmittel den Körper beeinflussen. Jetzt, da Sie wissen, wie die Lebensmittel, die Sie essen, zu Energie oder Fett verarbeitet werden und wie sich verarbeitete Lebensmittel negativ auf Sie auswirken, können Sie damit beginnen, gesündere Möglichkeiten zu erforschen. Wählen Sie Lebensmittel, die Ihnen schmecken, und Lebensmittel, die Ihnen ein gutes Gefühl geben. Es gibt verschiedene Diäten, bei denen nahrhafte Lebensmittel auf einfache Weise aufgenommen werden. Dazu gehören die Adkins-Diät, eine Diät mit geringem Kohlenhydratgehalt und schnellem Gewichtsverlust, und die Paleo-Diät, die sich auf ganze, unverarbeitete Lebensmittel konzentriert. Manche Menschen halten eine gesunde Ernährung für eine schwierige Aufgabe, aber am besten sieht man sie als eine kreative Möglichkeit für ein dünneres, gesünderes Ich!

## Lebensmittel zum Essen

Vielleicht haben Sie dies bereits aus den obigen Informationen entnommen, aber die Wahl ganzer Lebensmittel, die nicht verarbeitet wurden, ist die beste Vorgehensweise. Achten Sie auf Dinge, die in der Verpackung kommen, auch wenn auf der Verpackung steht, dass das Produkt diätfreundlich ist. Es ist auch wichtig, dass Sie alle Nährstoffe erhalten, die Sie benötigen. Die unten stehende Liste enthält eine ausführliche Beschreibung der Lebensmittel, die Sie essen sollten, um Ihre sexy Figur zu behalten!

- **Pflanzenöle** - Olivenöl, Avocadoöl, Kokosnussöl und andere Pflanzenöle
- **Milchprodukte** - Hüttenkäse, griechischer Joghurt und Milch

- **Mageres Fleisch** - Geflügel und Fisch
- **Vollkorn** - Vollweizen, brauner Reis, Stahl-Schnitthafer und Quinoa
- **Ganzes Obst** - Äpfel, Orangen, Bananen, Pampelmusen und alle anderen ganzen Früchte, die Ihnen schmecken
- **Nüsse** - Walnüsse, Cashewnüsse, Mandeln und Pekannüsse
- **Saatgut** - Sonnenblumen-, Hanf-, Chia- und Kürbiskerne
- **Bohnen** - Kichererbsen, schwarze Bohnen, rote Bohnen, Linsen und Kidneybohnen
- **Gemüse** - Karotten, Gurken, Avocado, Tomate, Sellerie, Kürbis, Spinat, Grünkohl, Erbsen, Zwiebeln, Rosenkohl, Süßkartoffeln, Mais und Paprika.

## Wie viel Sie essen sollten

Wenn Sie Ihre tägliche Kalorienzufuhr bestimmt haben, ist es an der Zeit, darüber nachzudenken, wie viel Sie essen sollten und woraus diese bestehen sollte. Das Einhalten der oben genannten Lebensmittelgruppen ist der erste Schritt zu Ihren täglichen Mahlzeiten, aber wie viel von jeder Kategorie sollten Sie innerhalb von 24 Stunden zu sich nehmen? Sie wollen nach dem Essen satt sein, aber nicht voll, und Sie wollen nicht hungrig bleiben. Das Gleichgewicht liegt irgendwo in der Mitte. Eine gute Faustregel ist es, den Teller in drei Abschnitte zu unterteilen. Der größte Teil sollte für Gemüse reserviert werden. Frisches Gemüse sollte den größten Anteil an Ihren Mahlzeiten ausmachen. Der zweitgrößte Teil sollte aus Vollkorngetreide und gesunden Proteinen bestehen. Der kleinste Teil des Tellers sollte aus Obst bestehen. Wenn Sie eine Mahlzeit kochen, denken Sie daran, wie sie auf Ihrem Teller aussehen wird. Um hübsch auszusehen, müssen Sie hübsch essen. Sie sollten auf farbenfrohe Mahlzeiten abzielen, die viele Vitamine und Mineralien enthalten. Versuchen Sie, große Mengen an Salz und Zucker zu vermeiden, und genießen Sie die natürlichen Aromen einer gesunden und gesunden Ernährung.

### Übermäßiges Essen vermeiden

Das Wichtigste, was man bei einer gesunden Ernährung beachten muss, ist, eine Strategie zu entwickeln, damit man sich nicht überfrisst. Um eine Überernährung zu vermeiden, wählen Sie kleinere Portionen und kauen Sie langsam. Achten Sie darauf, wie sich Ihr Körper beim Essen anfühlt, damit Sie, wenn Sie satt sind, wissen, wann Sie aufhören müssen. Beseitigen Sie Ablenkungen wie Fernsehen und soziale Medien während der Mahlzeiten, um bei der achtsamen Ernährung zu helfen.

Essen Sie zu Hause und bereiten Sie Ihre Mahlzeiten selbst vor. Das geht zurück auf die Planung Ihrer Mahlzeit, damit Sie nicht ohne eine gesunde Option festsitzen. Fastfood und Restaurants neigen dazu, größere Portionen und mehr Kalorien zu liefern als das, was wir uns zu Hause zubereiten würden.

Frühstücken Sie, auch wenn Sie nicht wollen. Das Auslassen des Frühstücks hat den Ruf bekommen, eine gute Möglichkeit zu sein, Kalorien zu sparen, aber das ist nicht der Fall. Ein gesundes Frühstück ist der beste Weg, den Blutzuckerspiegel zu senken und den Stoffwechsel anzukurbeln. Ganz zu schweigen davon, dass Sie, wenn Sie nicht frühstücken, in der Mitte des Tages noch hungriger sind, was zu einer Überernährung führen wird.

### Gesunde Essgewohnheiten

Konzentrieren Sie sich nicht nur auf die Lebensmittel, die Sie essen, und die Sie nicht essen sollen, sondern auf den Grund, warum Sie abnehmen wollen. Entwickeln Sie ein Mantra, das Ihre Entscheidung, ein gesünderes, dünneres Sie zu werden, detailliert beschreibt, und beziehen Sie diesen Gedanken in den Aufbau Ihrer gesunden Gewohnheiten ein. Seien Sie mitfühlend und freundlich zu sich selbst, auch wenn Sie das Gefühl haben, keine gute Arbeit geleistet zu haben. Negativität wird dazu führen, dass Sie die

Hände in die Luft werfen und sich der verbotenen Güte von Kohlenhydraten und Zucker hingeben. Sagen Sie sich, dass Sie sich gesund ernähren wollen, nicht, dass Sie sich gesund ernähren müssen. Entscheiden Sie sich, über den Wunsch nach gesunden Zutaten nachzudenken, weil Sie sich mit ihnen fühlen.

Vertrauen Sie Ihrem Körper und achten Sie darauf, was er Ihnen sagt. Greifen Sie nach den Cheetos, wenn Sie sich wirklich ausruhen wollen? Verlangen Sie nach dem Schokoladenbrownie, wenn Sie wirklich Liebe und Zuneigung wollen? Bringen Sie sich selbst bei, langsamer zu werden und zu atmen, wenn Sie gesunde Gewohnheiten einführen. Sobald Sie sich die Zeit nehmen, innezuhalten und diese Körpersignale zu hinterfragen, werden Sie beginnen, die wahre Bedeutung hinter ihnen zu finden. Das öffnet die Tür zu einem umfassenden Verständnis, wie Sie Ihre Sehnsüchte und Auslöser am besten bekämpfen können.

Seien Sie geduldig. Wenn Sie Ihre Gewichtsabnahmeziele zeitlich begrenzen, wird es nur noch schwieriger, sie zu erreichen. Es ist kontraproduktiv, ein langfristiges Ziel zu setzen und es im Kalender rot einzukreisen. Nehmen Sie jeden Tag als Gelegenheit, besser zu sein und es besser zu machen, und sehen Sie jeden täglichen Erfolg als etwas an, auf das Sie stolz sein können. Der Versuch, jeden Aspekt der Veränderung Ihres Lebensstils zu kontrollieren, stellt nur eine Falle für das Scheitern dar. Sie haben nicht innerhalb einer Woche Ihr ganzes Gewicht zugenommen, und Sie werden auch nicht innerhalb einer Woche Ihr ganzes Gewicht verlieren. Setzen Sie sich nicht unnötig unter Druck, indem Sie einen strikten Lebensstil entwickeln, der Sie nur langweilen und dazu verleiten wird, vom Weg abzukommen. Seien Sie verständnisvoll und, was noch wichtiger ist, lassen Sie sich vom Strom des Flusses leiten.

# Kapitel 7: Vorbereitung der Mahlzeiten

## Gebackenes Honig-Senf-Hühnchen

**Zutaten:**

- ☒ 1 Teelöffel getrocknetes Basilikum
- ☒ 1/2 c. Honig
- ☒ 1/2 c. zubereiteter Senf
- ☒ Pfeffer und Salz nach Geschmack
- ☒ 1 Teelöffel Paprika
- ☒ 1/2 Teelöffel getrocknete Petersilie
- ☒ 6 Hähnchenbrusthälften ohne Haut und Knochen

**Zubereitung:**

1. Den Ofen auf 175 Grad C (350 Grad F) vorheizen.
2. Die Hühnerbrüste mit Salz und Pfeffer einreiben und in eine leicht gefettete 9x13-Zoll-Backform legen.
3. Petersilie, Paprika, Basilikum, Senf und Honig gut vermischen. Die Hälfte dieser Mischung sollte über das Huhn gegossen und gebürstet werden.
4. Backen Sie die beschichteten Hühnerbrüste 30 Minuten lang im Ofen. Wenn das Hähnchen goldbraun ist, wird es umgedreht und mit der restlichen Hälfte der Honig-Senf-Mischung erneut gebürstet.
5. Fahren Sie mit dem Backen fort, bis das Hähnchen goldbraun und durchgebraten ist.
6. Lassen Sie es 10 Minuten vor dem Servieren abkühlen.

# Slow Cooker Schweinefilet

## Zutaten:

- ☒ schwarzer Pfeffer (frisch gemahlen) nach Geschmack
- ☒ 3 Esslöffel Sojasauce
- ☒ 3 Esslöffel Knoblauch (gehackt)
- ☒ 3/4 c. Rotwein
- ☒ 1 c. Wasser
- ☒ 1 2 lbs. Schweinefilet
- ☒ 1 1 oz. Packung trockene Zwiebelsuppenmischung

## Zubereitung:

1. Legen Sie das Schweinefleisch zusammen mit der Zwiebelsuppenmischung in den Slow Cooker.
2. Gießen Sie die Sojasauce, Wasser und Wein darüber. Drehen Sie das Schweinefleisch mehrmals um, um sicherzustellen, dass es richtig umhüllt ist.
3. Streichen Sie das Schweinefleisch vorsichtig mit Knoblauch ein und versuchen Sie, es möglichst oben zu belassen.
4. Fügen Sie den Pfeffer hinzu. Lassen Sie es zugedeckt 4 Stunden lang auf kleiner Flamme kochen.
5. Fügen Sie beim Servieren Tropfen hinzu.

**Geröstetes Gemüse**

**Zutaten:**

- 1 kleiner Butternusskürbis
- 2 rote Paprikaschoten
- 1 Süßkartoffel
- 1 Esslöffel gehackter frischer Thymian
- schwarzer Pfeffer (frisch gemahlen) und Salz nach Geschmack
- 3 Yukon Gold-Kartoffeln
- 1/4 c. Olivenöl
- 2 Esslöffel frischer Rosmarin (gehackt)
- 1 rote Zwiebel
- 2 Esslöffel Balsamico-Essig

**Zubereitung:**

1. Den Ofen auf 245 Grad C (475 Grad F) vorheizen.
2. Das Gemüse schälen, würfeln und in Würfel schneiden.
3. Kombinieren Sie die rote Paprika, die Yukon-Kartoffeln, den Kürbis, die rote Paprika süß und die Kartoffel. Fügen Sie die rote Zwiebel hinzu und brechen Sie ihre Schichten in Stücke.
4. Rühren Sie den Essig, Rosmarin, Salz, Pfeffer und Thymian in einer kleinen Schüssel um. Werfen Sie das Gemüse, bis es mit der Mischung bedeckt ist. Verteilen Sie es dann gleichmäßig auf einer Bratpfanne.
5. Braten Sie das Gemüse 35 bis 40 Minuten im Ofen und rühren Sie es alle paar Minuten um, bis es gebräunt und gar ist.

**Fisch-Tacos**

**Zutaten:**

- ⊠  1 Ei
- ⊠  1 c. Bier
- ⊠  1 Teelöffel Backpulver
- ⊠  1/2 Teelöffel Salz
- ⊠  2 Esslöffel Maisstärke
- ⊠  1 c. Allzweckmehl
- ⊠  1 Limette (entsaftet)
- ⊠  1/2 Teelöffel Kreuzkümmel (gemahlen)
- ⊠  1 Jalapeno-Pfeffer (gehackt)
- ⊠  1/2 c. Mayonnaise
- ⊠  1-Quartal-Öl zum Frittieren
- ⊠  1/2 c. Naturjoghurt
- ⊠  1/2 Teelöffel Oregano (getrocknet)
- ⊠  1 Teelöffel Kapern (gehackt)
- ⊠  1/2 Teelöffel Dillkraut (getrocknet)
- ⊠  1 Teelöffel Cayennepfeffer (gemahlen)
- ⊠  1/2 mittelgroßer Kohl (zerkleinert)
- ⊠  1 12-Unzen-Paket Mais-Tortillas
- ⊠  1 Pfund Kabeljaufilets, in Portionen von 2 bis 3 Unzen geschnitten.

**Zubereitung:**

**Bier Teig:**

1.  Maisstärke, Backpulver, Salz und Mehl mischen, dann Bier und Ei dazugeben. Das Mehl unter schnellem Rühren in die Mischung geben, ein paar Klumpen sind in Ordnung.

**Weiße Soße:**

2. Die Mayonnaise und den Joghurt miteinander verrühren. Nach und nach den Limettensaft hinzugeben - die Konsistenz wird etwas flüssig. Dill, Jalapeno, Kapern, Oregano, Cayennepfeffer und Kreuzkümmel untermischen.
3. Erhitzen Sie das Öl in der Fritteuse auf 190 Grad C (375 Grad F).
4. Die Fischstücke leicht mit Mehl panieren. Tauchen Sie sie nacheinander in den Teig und kochen Sie sie, bis sie goldfarben und knusprig sind. Die Filets auf Papiertüchern abtropfen lassen.
5. Tortillas leicht anbraten, nicht knusprig werden lassen.
6. In einer Tortilla zerkleinerten Kohl hinzufügen und dann den Fisch darauf legen. Mit weißer Soße beträufeln.

# Linsensuppe

## Zutaten:

- 2 Karotten (in Würfel geschnitten)
- 2 c. trockene Linsen
- 2 Stängel Sellerie (gehackt)
- 1/4 c. Olivenöl
- 2 Zehen Knoblauch (gehackt)
- 1 14,5 Unzen Dosen zerdrückte Tomaten
- 1 Teelöffel Oregano (getrocknet)
- 2 Esslöffel Essig
- 1 Zwiebel (gehackt)
- 1 Lorbeerblatt
- 1 Teelöffel Basilikum (getrocknet)
- 8 c. Wasser
- 1/2 c. Spinat (in dünne Scheiben geschnitten)
- schwarzer Pfeffer und Salz nach Geschmack

## Zubereitung:

1. Öl auf dem Herd bei mittlerer Hitze erhitzen. Sellerie, Karotten und Zwiebeln untermischen. Kochen, bis die Zwiebeln durchsichtig sind.
2. In Oregano, Knoblauch, Basilikum und Lorbeerblatt einige Minuten anbraten.
3. Die Linsen untermischen, dann Tomaten und Wasser hinzufügen. Lassen Sie es kochen.
4. Mindestens eine Stunde auf kleiner Flamme kochen lassen.
5. Geben Sie den Spinat hinzu, gerade so viel, dass er welkt, und servieren Sie ihn sofort.

6.  Rühren Sie Pfeffer, Essig und Salz nach Ihrem Geschmack ein, und nach Wunsch mehr oder weniger Essig.

## Puten-Gemüse-Hackbraten-Becher

### Zutaten:

- ☒ 1 lb. extra magerer Truthahn (gemahlen)
- ☒ 1 rote Paprika (gehackt)
- ☒ 1 Ei
- ☒ 2 c. Zucchini (gehackt)
- ☒ 1/2 c. ungekochter Couscous
- ☒ 1 1/2 c. Zwiebeln (gehackt)
- ☒ 1/2 c. Barbecue-Soße, oder nach Bedarf
- ☒ 2 Esslöffel Worcestershire-Sauce
- ☒ 1 Esslöffel Dijon-Senf

### Zubereitung:

- Ofen auf 200 Grad C (400 Grad F) vorheizen
- Fetten Sie mit einem Kochspray 20 Muffinbecher ein.
- Fügen Sie in einer Küchenmaschine Zucchini, rote Paprika und Zwiebeln hinzu. Verarbeiten Sie sie, bis sie fein gehackt und NICHT verflüssigt sind. Geben Sie die Mischung in eine Schüssel und fügen Sie Couscous, Ei, Worcestershire-Sauce, gemahlenen Truthahn und Dijon-Senf hinzu. Mischen Sie die Zutaten, bis sie richtig eingearbeitet sind.
- Löffeln Sie die Hackbratenmischung in jeden Muffinbecher und füllen Sie ihn zu etwa 3/4. Einen Teelöffel Barbecue-Sauce oben darauf schmieren.
- Backen Sie die Muffins etwa 20 Minuten oder bis der Saft klar wird.
- Lassen Sie ihn vor dem Servieren 5 Minuten abkühlen.

## Oma's Hühnernudelsuppe

**Zutaten:**

- 2 1/2 c. breite Eiernudeln
- 3 c. gekochtes Hühnerfleisch (in Würfeln)
- 12 c. Hühnerbrühe
- 1 Teelöffel Pflanzenöl
- 1 Teelöffel Geflügelgewürz
- 1 1/2 Esslöffel Salz
- 1/4 c. Wasser
- 1 c. Staudensellerie (gehackt)
- 1 c. Zwiebel (gehackt)
- 1/3 c. Maisstärke

**Zubereitung:**

1. Bereiten Sie einen Topf mit leicht gesalzenem Wasser vor; lassen Sie es über dem Herd kochen.
2. Das Öl und die Eiernudeln hinzufügen. Lassen Sie sie kochen, bis sie weich sind. Abtropfen lassen und unter fließendem, kaltem Wasser abspülen.
3. Salz, Geflügelgewürz und Brühe in einem großen Topf mischen und aufkochen lassen. Zwiebel und Sellerie dazugeben. Zugedeckt 15 Minuten zugedeckt auf kleiner Flamme köcheln lassen.
4. Wasser und Maisstärke in einer kleinen Schüssel mischen, bis die Maisstärke vollständig aufgelöst ist.
5. Unter ständigem Rühren die Suppe mit der Maisstärkemischung verrühren. Das Hühnerfleisch und die Nudeln hinzufügen. Kochen Sie die Suppe, bis sie durchgekocht ist.

# Hühner- und Spargelnudeln

## Zutaten:

- 1 Packung 16 Unzen Penne-Nudeln
- 2 Hähnchenbrusthälften, ohne Haut und ohne Knochen (in Würfel geschnitten)
- 1 Knoblauchzehe (in dünne Scheiben geschnitten)
- 1 Bund schlanke Spargelstangen (schräg geschnitten)
- 5 Esslöffel Olivenöl (geteilt)
- 1/4 c. Parmesankäse
- 1/2 c. Natriumarme Hühnerbrühe
- Pfeffer, Knoblauchpulver und Salz nach Geschmack

## Zubereitung:

1. Bereiten Sie einen großen Topf mit leicht gesalzenem Wasser vor; bringen Sie es über der Herdplatte zum Kochen.
2. Die Penne dazugeben und kochen, bis sie weich, aber auch bissfest sind (etwa 5 bis 8 Minuten). Abtropfen lassen und beiseite stellen.
3. In einer großen Pfanne 3 Esslöffel Olivenöl bei mittlerer bis hoher Hitze erhitzen. Das Hühnerfleisch dazugeben. Mit Pfeffer, Knoblauchpulver und Salz würzen. Kochen, bis das Huhn goldfarben und gar ist. Beiseite stellen, Öl auf Papiertüchern abtropfen lassen.
4. Die Hühnerbrühe in die Pfanne geben. Knoblauch, Spargel, Salz, Pfeffer und Knoblauchpulver untermischen. Den Deckel aufsetzen und kochen, bis der Spargel gerade weich ist, etwa 6 bis 8 Minuten. Das Hähnchen wieder in die Pfanne geben. Kochen, bis es gut durchgekocht ist.

5. Die Soße und die Nudeln miteinander kombinieren. Vor dem Servieren 5 Minuten abkühlen lassen. 2 Esslöffel Olivenöl einrühren und mit Parmesankäse bestreuen.

**Griechische Hühnernudeln**

**Zutaten:**

- ☒ 1 Pfund Hühnerbrust, ohne Haut und Knochen (in Würfel geschnitten)
- ☒ 1/2 c. rote Zwiebel (gehackt)
- ☒ 1 Dose 14 oz. marinierte Artischockenherzen (abgetropft und gehackt)
- ☒ 1 Packung 16 Unzen Linguine-Nudeln
- ☒ 1 Esslöffel Olivenöl
- ☒ 2 Zehen Knoblauch (zerdrückt)
- ☒ 2 Zitronen zum Garnieren (verkeilt)
- ☒ 2 Esslöffel Zitronensaft
- ☒ 1 große Tomate (gehackt)
- ☒ 2 Teelöffel Oregano (getrocknet)
- ☒ 1/2 c. Feta-Käse (zerbröselt)
- ☒ 3 Esslöffel frische Petersilie (gehackt)
- ☒ Pfeffer und Salz nach Geschmack

**Zubereitung:**

1. Bereiten Sie einen großen Topf mit leicht gesalzenem Wasser vor; bringen Sie es über der Herdplatte zum Kochen.
2. Die Penne dazugeben und kochen, bis sie weich, aber auch bissfest sind (etwa 5 bis 8 Minuten). Abtropfen lassen und beiseite stellen.

3. In einer großen Pfanne Olivenöl bei mittlerer bis hoher Hitze erhitzen. Knoblauch und Zwiebel anbraten, bis sie duften. Das Hühnerfleisch dazugeben, kochen, bis der Saft klar wird und das Hühnerfleisch durchgart und goldfarben ist.

4. Hitze auf mittlere bis niedrige Stufe reduzieren. Gekochte Nudeln, Artischockenherzen, Tomaten, Oregano, Zitronensaft, Petersilie und Feta-Käse untermischen. Kochen, bis sie durcherhitzt sind.

5. Vom Herd nehmen, mit Pfeffer und Salz würzen. Mit Zitronenspalten garnieren.

# Schwarze Bohne Chili

## Zutaten:

- ☒ 1 lb. Truthahn (gemahlen)
- ☒ 1 Zwiebel (gewürfelt)
- ☒ 1 Esslöffel Pflanzenöl
- ☒ 1 14,5 Unzen Dosen zerdrückte Tomaten
- ☒ 3 15 Unzen Dosen schwarze Bohnen (nicht abtropfen lassen)
- ☒ 2 Zehen Knoblauch (gehackt)
- ☒ 1 1/2 Esslöffel Chilipulver
- ☒ 1 Esslöffel Oregano (getrocknet)
- ☒ 1 Esslöffel Basilikumblätter (getrocknet)
- ☒ 1 Esslöffel Rotweinessig

## Zubereitung:

1. In einem großen Topf das Öl bei mittlerer Hitze erhitzen.
2. Knoblauch und Zwiebel anbraten, kochen, bis die Zwiebeln durchsichtig sind.
3. Truthahn dazugeben, anbraten, bis er gar und goldgelb ist.
4. Tomaten, Bohnen, Oregano, Chilipulver, Essig und Basilikum untermischen.
5. Den Deckel darauf legen und mindestens 1 Stunde oder länger auf kleiner Flamme köcheln lassen, bis die Aromen gut vermischt sind.

# Feta- und Spinat-Pita

## Zutaten:

- ☒ 4 frische Champignons (in Scheiben geschnitten)
- ☒ 6 6-Zoll-Vollkornfladenbrot aus Weizen
- ☒ 2 Roma (Pflaume) Tomaten (gehackt)
- ☒ 1 6 oz. Dose sonnengetrocknete Tomatenpesto
- ☒ 1 Bund Spinat (gehackt)
- ☒ 2 Esslöffel Parmesankäse (gerieben)
- ☒ 3 Esslöffel Olivenöl
- ☒ 1/2 c. Feta-Käse (zerbröselt)
- ☒ gemahlener schwarzer Pfeffer nach Geschmack

## Zubereitung:

1. Den Ofen auf 175 Grad C (350 Grad F) vorheizen.
2. Tomatenpesto auf eine Seite jedes Fladenbrotes streichen. Legen Sie sie mit der Pestoseite nach oben auf ein Backblech.
3. Pitas mit Champignons, Spinat, Tomaten, Parmesankäse und Fetakäse belegen. Mit Olivenöl beträufeln und mit Pfeffer bestreuen.
4. Im Ofen backen, bis das Fladenbrot knusprig ist. In Viertel schneiden.

## Zucchini- und Kartoffelauflauf

**Zutaten:**

- ☒ 4 mittelgroße Kartoffeln, (geschält und in große Stücke geschnitten)
- ☒ 2 mittelgroße Zucchini (in große Stücke geschnitten)
- ☒ 1 mittelgroße rote Paprika (gehackt)
- ☒ 1 Knoblauchzehe (in Scheiben geschnitten)
- ☒ 1/2 c. trockene Brotkrümel
- ☒ 1/4 c. Olivenöl
- ☒ gemahlener schwarzer Pfeffer und Salz nach Geschmack
- ☒ Paprika nach Geschmack

**Zubereitung:**

1. Ofen auf 200 Grad C (400 Grad F) vorheizen.
2. Kartoffeln, rote Paprika, Zucchini, Semmelbrösel, Olivenöl und Knoblauch miteinander vermischen. Mit Pfeffer, Salz und Paprika würzen.
3. Im Ofen eine Stunde lang backen. Gelegentlich umrühren, bis die Kartoffeln leicht braun und zart sind.

# Quinoa Tabbouleh

## Zutaten:

- ☒ 2 c. Wasser
- ☒ 1 c. Quinoa
- ☒ 2 Karotten (gerieben)
- ☒ 1 Gurke (gewürfelt)
- ☒ 3 Tomaten (in Würfel geschnitten)
- ☒ 1 c. frische Petersilie (gehackt)
- ☒ 2 Bündel grüne Zwiebeln (gewürfelt)
- ☒ 1/4 c. Olivenöl
- ☒ 1/2 Teelöffel Meersalz
- ☒ 1/4 c. Zitronensaft
- ☒ 1 Prise Salz

## Zubereitung:

1. In einem Topf Wasser zum Kochen bringen. Eine Prise Salz und die Quinoa hinzufügen. Die Hitze auf niedrigem Niveau halten, einen Deckel darauf legen und 15 Minuten köcheln lassen. Abkühlen lassen und dann mit einer Gabel aufschütteln.
2. Meersalz, Olivenöl, Gurke, Tomaten, Zitronensaft, Frühlingszwiebeln, Petersilie und Karotten in einer großen Schüssel vermischen. Die abgekühlte Quinoa unterrühren.

# Kapitel 8: Was Sie trinken sollten

### Wie können Getränke Ihnen helfen, Gewicht zu verlieren?

Gesunde Ernährung und Bewegung sind die beiden wichtigsten Aspekte, um einen flachen Bauch zu bekommen, aber Sie können ihnen einen zusätzlichen Schub geben, indem Sie sie mit gesunden Trinkgewohnheiten verbinden. Einige Getränke haben eine Vielzahl von gesundheitlichen Vorteilen, die Ihnen das Gefühl geben können, ein ganz neuer Mensch zu sein und wie ein solcher auszusehen. Keines der unten aufgeführten Getränke ist verarbeitet oder reich an Zucker. Wie immer ist der natürlichste Ansatz am vorteilhaftesten, wenn es um Ihre Fitnessziele geht. Ob die Getränke Ihren Stoffwechsel ankurbeln oder Ihnen ermöglichen, Wassergewicht zu verlieren, Sie sollten in Betracht ziehen, sie Ihrem neuen Lebensstil hinzuzufügen!

*Wasser*

Wasser ist vielleicht das wichtigste Getränk, das man nicht nur dann konsumieren sollte, wenn man den perfekten Körper erreicht, sondern immer. Wasser hilft Ihrem Körper, richtig zu funktionieren, indem es Ihre Organe auf molekularer Ebene hydratisiert. Ohne Wasser funktioniert Ihr Körper nicht richtig. Dehydriert zu sein, kann dazu führen, dass Ihr Körper gestresst wird und sich auf die Fettverbrennung auswirkt, indem der Stoffwechsel verlangsamt wird, um Energie zu sparen. Wasser ist auch ein natürlicher Appetitzügler. Wie Sie wissen, sendet der Magen, wenn er sich voll anfühlt, Botschaften an Ihr Gehirn, dass Sie nicht hungrig sind.

Wenn Sie Wasser trinken, nimmt es Platz in Ihrem Bauch ein, so dass Sie sich buchstäblich ohne Kalorien satt fühlen. Manchmal sagt Ihnen Ihr Körper vielleicht, dass Sie hungrig sind, wenn Sie tatsächlich durstig sind. Wenn Sie sich direkt nach dem Essen hungrig fühlen, oder wenn Sie wissen, dass Sie nicht verhungern sollten, sollte das Trinkwasser dafür sorgen.

Wie bereits erwähnt, kann Wasser Ihrem Körper helfen, Kalorien zu verbrennen, indem es Ihren Stoffwechsel ankurbelt. Eine Studie zeigt, dass Personen, die 500 ml Wasser bei Raumtemperatur oder kaltes Wasser getrunken haben, 3 % mehr Kalorien verbrannten, als sie normalerweise 2 Stunden nach dem Trinken des Wassers verbrennen würden. Dies gilt insbesondere dann, wenn Sie Eiswasser trinken, da Ihr Körper Kalorien verbrennt, um das Wasser auf Körpertemperatur zu erhitzen.

Wenn Sie hydriert bleiben, stellt Ihr Körper sicher, dass er Abfallstoffe effektiv ausscheiden kann. Wasser ermöglicht es Ihren Nieren, Giftstoffe auszuspülen, während es Elektrolyte und Nährstoffe speichert. Wenn der Körper dehydriert ist, halten die Nieren bei Versuchen der Rehydrierung Flüssigkeit zurück. Wenn Sie nicht genügend Wasser haben, können Sie Verstopfung bekommen, was zu einem Völlegefühl führt. Dies kann zu einer Vergrößerung der Taille um einen bis drei Zentimeter führen. Wenn Sie viel Wasser trinken, können Sie vermeiden, dass Sie die Taille festhalten und in der Mitte zusätzliche Pfunde zu sich nehmen.

### Grüner Tee

Grüner Tee ist in den letzten Jahren in der Gesundheitsbranche sehr beliebt geworden, und das aus gutem Grund. Dieses Wundergetränk enthält eine hohe Anzahl von Antioxidantien, die als Katechine bekannt sind. Katechine sind dafür bekannt, dass sie den Körper schnell rehydrieren und dabei hartnäckiges Bauchfett verbrennen. Sie tun dies, indem sie die Freisetzung von Fett aus den Fettzellen erhöhen und gleichzeitig das

Fettverbrennungspotenzial der Leber steigern. Grüner Tee hat auch entzündungshemmende Eigenschaften. Wenn er regelmäßig eingenommen wird, kann er die Entzündung im Bauch ausgleichen und die langsame Gewichtszunahme stoppen. Mehrere Studien sind zu dem Schluss gekommen, dass das regelmäßige Trinken von grünem Tee dazu beitragen kann, Ihre Mitte zu verkleinern und Ihr Immunsystem zu stärken.

### Apfelwein-Essig

Obwohl er nicht gerade appetitlich riecht, ist Apfelessig (ACV) eigentlich dafür bekannt, dass er bei der Gewichtsabnahme und bei Fitnesszielen helfen kann. ACV wirkt als Gallstimulans und ermöglicht es, den pH-Wert in der Magenschleimhaut auszugleichen. Dieses unorthodoxe Getränk kann Ihren Appetit unterdrücken und den Abtransport von Abfallstoffen aus Ihrem Körper unterstützen. Versuchen Sie, warmes Wasser mit einem Löffel Apfelessig zu mischen und es gleich morgens auf nüchternen Magen zu trinken, um die erstaunlichen Effekte zu sehen.

### Pfefferminztee

Pfefferminztee ist nicht nur ein erfrischendes Sommergetränk, sondern auch ein praktisches Hilfsmittel zur Unterstützung der Gewichtsabnahme. Das Trinken von Pfefferminztee stellt sicher, dass Ihr Körper die Nahrung schnell und effizient verdauen kann. Er hilft, Blähungen zu lindern, die mit Fettansammlungen im Bauchbereich zusammenhängen. Blähungen können durch nicht richtig verdaute Nahrung verursacht werden, was durch Pfefferminztee verhindert wird. Pfefferminztee beugt auch Sodbrennen vor und lindert es, hilft bei erholsamem Schlaf und sorgt dafür, dass Ihre Haut erstaunlich aussieht und sich auch so anfühlt. Versuchen Sie, Pfefferminztee in Ihren Tagesablauf zu integrieren, um Ihr allgemeines Wohlbefinden zu steigern!

## Zimt

Wie Sie wissen, kann der Verzehr von scharfen Nahrungsmitteln Ihren Stoffwechsel erhöhen, weil sie eine Erhöhung der Körpertemperatur bewirken. Dieser Prozess wird als Thermogenese bezeichnet, d.h. Ihre Zellen erzeugen Energie aus der Nahrung, die wir essen, und wandeln sie in Wärme um. Dasselbe geschieht, wenn Sie Zimt zu sich nehmen. Die Antioxidantien in diesem Wundergewürz haben entzündungshemmende Eigenschaften, die dazu beitragen, Bauchfett in Form von Blähungen und Verstopfung zu reduzieren. Sie können Zimt in eine Flasche Wasser geben, um es appetitlicher zu machen, oder Sie können ihn zu Ihrem Morgenkaffee trinken. Wie auch immer, Zimt ist eine schmackhafte Möglichkeit, Ihre Ernährung auf dem Weg zum perfekten flachen Bauch zu halten.

## Kaffee

Einige von Ihnen werden vielleicht erleichtert sein, dass sie heute Morgen das Hauptprodukt auf der Liste finden. Wenn Sie nicht gleich morgen früh ohne Ihre Tasse Kaffee auskommen können, dann haben Sie Glück gehabt. Es ist bekannt, dass schwarzer Kaffee eine lange Liste von gesundheitlichen Vorteilen liefert, die auf seinen Koffeingehalt zurückzuführen sind. Zu diesen gesundheitlichen Vorteilen gehört die Unterstützung bei der Gewichtsabnahme durch die Umwandlung von Fett in Energie. Wenn Sie ihn aufrüsten wollen, dann ist bekannt, dass Rohkaffee den Fettabbau noch stärker fördert als seine dunkleren Geschwister. Rohkaffee sind Kaffeebohnen, die nicht geröstet wurden. Grüner Kaffee hat einen besonders hohen Gehalt an Chlorogensäure, die nachweislich Ihren Stoffwechsel ankurbelt und Ihren Körper mit einer gesunden Dosis Antioxidantien versorgt. Der Trick, um Kaffee bei der Ernährung zu ermöglichen, besteht darin, Zucker und Kaffeesahne aus dem Kaffee zu vermeiden. Dieser Zusatz ist zwar schmackhaft, hat aber einen hohen Kalorien- und Fettgehalt, was sich direkt auf die Fähigkeit des Kaffees auswirkt, Fett aus der Mitte zu reduzieren.

# Kapitel 9: Arbeit mit Ihrem Stoffwechsel

**Was ist der Stoffwechsel?**

Die Wörterbuch-Definition des Stoffwechsels ist der chemische Prozess, der in allen lebenden Organismen abläuft, um Leben zu erhalten. Mit anderen Worten: Stoffwechsel ist die Art und Weise, wie unser Körper die Nahrung, die wir essen, in Energie umwandelt. Während dieses biochemischen Prozesses werden Kalorien mit Sauerstoff kombiniert, um die Energie freizusetzen, die wir für die Durchführung unseres täglichen Lebens benötigen. Es gibt zwei getrennte Funktionen des Stoffwechsels: den Katabolismus und den Anabolismus. Der Katabolismus ist definiert als die Freisetzung von Energie aus Kalorien, und der Anabolismus ist definiert als die Erzeugung und Speicherung von Energie aus Kalorien. Alle Aspekte des Stoffwechsels werden durch das endokrine System gesteuert, das für unzählige Körperfunktionen wie Stimmungsregulierung, Fortpflanzungsfunktionen und Zellgewebewachstum verantwortlich ist. Auch wenn es nicht möglich ist, den Stoffwechsel vollständig zu kontrollieren, so kann er doch durch drei wesentliche Methoden beeinflusst werden: durch die Nahrung, die man isst, durch die Menge der Nahrung, die man zu sich nimmt, und durch die tägliche Bewegung.

Wir alle kennen jemanden, der in der Lage zu sein scheint, alles zu essen, was er will, und nie ein Pfund zuzunehmen. Normalerweise verbuchen wir das als ihren schnellen Stoffwechsel und beneiden sie um ihr Glück, aber ein schneller Stoffwechsel ist eigentlich nur ein Mythos. Ihr Alter, Ihr Geschlecht, Ihre Ernährung, Ihr Aktivitätsniveau und Ihre Genetik bestimmen Ihre Stoffwechselrate. Die Wahrscheinlichkeit, dass all diese Aspekte perfekt aufeinander abgestimmt sind, um jemandem einen anstrengungsfreien, perfekten Körper zu geben, ist unrealistisch.

Das Geheimnis ihres Erfolges hat nichts mit ihrem Glück zu tun, sondern nur mit ihrem Gleichgewicht. Menschen, die einen schnellen Stoffwechsel zu haben scheinen, sind wahrscheinlich bereits dünn, hoch aktiv und schlafen jede Nacht erholsam. Wie bei den meisten Dingen gibt es keine magische Lösung für einen Stoffwechsel, der Ihnen zugute kommt. Es erfordert Aufmerksamkeit und Hingabe, um Ihren Stoffwechsel zu trainieren, damit er sich an Ihre Bedürfnisse hält und nicht gegen Sie arbeitet. Lassen Sie sich nicht entmutigen. Mit Übung und Versuch und Irrtum können Sie Ihren Stoffwechsel im Nu verdoppeln. Ein riesiger Vorteil für das Verständnis Ihres Stoffwechsels ist, dass eine Veränderung des Stoffwechsels viel leichter zu erreichen scheint.

### Alter und Stoffwechsel

Vielleicht haben Sie schon einmal gehört, dass Menschen darüber reden, dass sie nicht wie ihre jüngeren Kollegen essen können. Vielleicht hat Ihnen sogar jemand gesagt, dass Ihre Essgewohnheiten Ihren Stoffwechsel einholen werden. Leider spielt das Alter eine große Rolle für den Stoffwechsel. Wenn Sie älter werden, verlangsamt sich Ihr Stoffwechsel. Das macht es einfacher, Gewicht zu gewinnen und schwieriger, es zu verlieren. Die körperliche Aktivität neigt dazu, sich mit zunehmendem Alter zu verlangsamen, so dass die Energiemenge, die Sie verbrennen, abnimmt. Wenn Ihr Aktivitätsniveau sinkt, verringert sich auch Ihre Muskelmasse, wodurch Ihr Körper noch weniger Kalorien für Energie benötigt. Auch wenn Sie mit zunehmendem Alter weniger aktiv werden und langsamer Kalorien verbrennen können, gibt es mehrere Schritte, die Sie unternehmen können, um Ihren Stoffwechsel anzukurbeln und einen flachen Bauch zu bekommen.

## Essen zur Förderung des Stoffwechsels

Bei den meisten Diäten müssen Sie Kalorien zählen und die Anzahl der Kalorien pro Tag verfolgen. Beim Stoffwechsel geht es nicht darum, wie viel man isst, sondern was man isst. Allein das Frühstück kann Ihren Stoffwechsel für kurze Zeit erhöhen. Das liegt an der thermischen Wirkung von Lebensmitteln (TEF), die durch die zusätzliche Energie verursacht wird, die für die Aufnahme, Verdauung und Verarbeitung der Nährstoffe in Ihrer Nahrung benötigt wird. Die beste Art und Weise, diesen Prozess voll auszunutzen, ist der Verzehr von viel Protein. Das liegt daran, dass Protein den größten Anstieg des TEF verursacht. Eine gesunde Dosis Protein in Ihrer Mahlzeit kann Ihre Stoffwechselrate um bis zu 15% erhöhen. Vergleicht man dies mit 2 % bei Fetten und 7 % bei Kohlenhydraten, besteht kein Zweifel, dass Eiweiß der Superheld eines starken Stoffwechsels ist. Studien zeigen, dass Menschen 440 Kalorien weniger pro Tag zu sich nehmen, wenn 30 % ihrer Nahrung aus Eiweiß bestand. Das liegt daran, dass Eiweiß Sie länger satt macht und es Ihnen somit leichter macht, Ihr Kaloriendefizit aufrechtzuerhalten. Der Verzehr einer großen Menge an magerem Fleisch und pflanzlichem Eiweiß ermöglicht es Ihrem Körper, den Muskelschwund zu bekämpfen. Eine ausreichende Versorgung mit Eiweiß ist also der Schlüssel für jeden, der sich einer starken Fettreduktion unterzieht, so wie Sie selbst!

Eiweiß ist nicht das einzige Nahrungsmittel, das Sie bei der Ankurbelung Ihres Stoffwechsels im Auge behalten müssen; auch scharf gewürzte Lebensmittel können Ihre Fähigkeit zur Fettverbrennung erhöhen. Scharfes Essen wie Paprika enthält eine Substanz, die als Capsaicin bekannt ist. Capsaicin ist die Verbindung, die verwendet wird, um das brennende Gefühl zu erzeugen, das durch den Verzehr von Gewürzen entsteht. Obwohl Capsaicin ein biologisches Zeichen zur Abschreckung von

Säugetieren, einschließlich des Menschen, ist es großartig bei der Erhöhung des Ruheumsatzes. Studien zeigen, dass der Verzehr von Paprika in erträglichen Dosen dazu führen kann, dass der Körper bis zu 10 zusätzliche Kalorien pro Mahlzeit verbrennt. Auch wenn man sich nicht allein auf scharfes Essen verlassen kann, um Gewicht zu verlieren, kann die Kombination mit anderen stoffwechselfördernden Praktiken einen Vorteil bei der Gewichtsabnahme bringen.

Während Sie dabei sind, Ihrer Ernährung proteinreiche Lebensmittel und Paprika hinzuzufügen, überlegen Sie, wie oft Sie am Tag essen möchten. Die Tradition, drei Mahlzeiten am Tag einzunehmen, könnte Ihr metabolisches Potenzial beeinträchtigen. Wenn Sie große Mengen mit einer großen Zeitspanne dazwischen essen, verlangsamt sich Ihr Stoffwechsel, um Ihre Energie zu erhalten. Wenn Sie alle 3 bis 4 Stunden einen Snack oder eine kleine Mahlzeit zu sich nehmen, kann Ihr Stoffwechsel in Gang kommen und mehr Kalorien verbrennen, als wenn Sie nur zum Frühstück, Mittagessen und Abendessen essen würden. Studien zeigen, dass sich Menschen, die einen Snack zu sich nehmen, oft weniger hungrig fühlen und zu den Mahlzeiten weniger essen. Häufigeres Essen wirkt sich tendenziell nicht nur auf die Kalorienverbrennung positiv aus. Gesundes Naschen kann sogar den Blutzuckerspiegel stabilisieren. Kleinere Mahlzeiten haben weniger Glukose als ihre größeren Pendants. Dadurch steigt Ihr Blutzucker viel langsamer an, wodurch der Cortisolspiegel niedrig bleibt und der Hunger in Schach gehalten wird. Diese Art der Ernährung ist besonders vorteilhaft für Menschen, die an Diabetes oder Hypoglykämie leiden. Es ist wichtig, daran zu denken, gesunde Snacks zu essen, auch wenn sie klein sind.

### Trinken, um den Stoffwechsel anzukurbeln

Nahrung ist nicht das einzige in Ihrem Werkzeugkasten, das Ihren Stoffwechsel beeinflussen kann! Wir haben darüber diskutiert, wie wichtig es ist, zuckerhaltige Getränke wegen des Kalorienüberschusses aus Ihrer Ernährung zu streichen. Diese leeren Kalorien wirken sich auch auf Ihren Stoffwechsel aus, indem Sie einfach die Anzahl der Kalorien erhöhen, die Sie insgesamt zu sich nehmen. Die einfache Lösung ist das Trinken von Wasser. Wasser hat keine Kalorien und hält Ihren Körper hydriert. Tatsächlich beschleunigt das Trinken von Wasser den Stoffwechsel vorübergehend, und noch mehr, wenn das Wasser, das Sie trinken, eiskalt ist. Untersuchungen haben ergeben, dass das Trinken eines halben Liters Wasser Ihren Ruhestoffwechsel für etwa eine Stunde um mehr als 20% erhöhen kann. Ihr Körper benötigt noch mehr Energie, um das Wasser auf Körpertemperatur zu erwärmen, was die Fettverbrennung zusätzlich ankurbelt. Versuchen Sie, vor der nächsten Mahlzeit ein Glas Wasser zu trinken, um den Hunger zu stillen. Studien belegen, dass übergewichtige Personen, die vor einer Mahlzeit Wasser getrunken haben, 40% mehr Gewicht verloren haben als Personen, die nicht saßen. Stellen Sie sich Wasser als Ihre Geheimwaffe für eine schlanke Taille vor.

Auch wenn das Trinken von Wasser für einen flachen Bauch unerlässlich ist, gibt es zwei andere Lösungen, um sich mit Wasser zu versorgen und den Stoffwechsel anzukurbeln. Die erste der beiden wäre das Trinken von grünem Tee. Grüner Tee ist kalorienarm. Daher ist das Trinken dieses Tees gut für die Gewichtsabnahme und -erhaltung. Es ist bekannt, dass grüner Tee überschüssiges Fett, das im Körper gespeichert ist, in freie Fettsäuren umwandelt. Dies erhöht Ihr Fettverbrennungspotential auf über 15%. Er kann sogar Ihren Stoffwechsel um 5% erhöhen. Grüner Tee ist eine großartige

Möglichkeit, Ihren Getränkeplan zu durchkreuzen. Fügen Sie eine kleine Menge echten, organischen Honig hinzu, um Ihre Naschhaftigkeit zu verbessern und gleichzeitig Ihren Stoffwechsel anzukurbeln.

Kaffee ist die zweite Lösung für Ihre ausgelaugte Wasserroutine. Die meisten von uns können ohne Kaffee nicht leben, aber wussten Sie, dass er Ihren Stoffwechsel tatsächlich ankurbeln kann, während er Ihnen den zusätzlichen Kick gibt, Ihren Morgen zu beginnen? Das Geheimnis dieser Wunderflüssigkeit ist das Koffein. Das Koffein in schwarzem Kaffee kann Ihre Fähigkeit, Fett zu verbrennen, um 10% steigern. Je mehr Gewicht Sie verlieren, desto mehr Fett können Sie durch den Kaffeegenuss verbrennen. Forschungen haben ergeben, dass magere Menschen, die Kaffee getrunken haben, ihren Stoffwechsel doppelt so stark erhöht haben wie fettleibige Menschen. Sprechen Sie über das Getränk, das immer wieder nachgibt!

### Schlaf und Stoffwechsel

Genauso wie sich Stress auf Ihr Gewichtsabnahmeziel auswirken kann, so können auch Ihre Schlafgewohnheiten beeinflusst werden. Wenn Ihr Körper unter Schlafentzug leidet, erhöht er den Cortisolspiegel. Dies sendet Hungersignale an Ihr Gehirn, was wiederum dazu führt, dass Sie sich nach Komfortnahrungsmitteln wie Kohlenhydraten und Fetten sehnen. Schlafmangel wurde mit einer enormen Zunahme der Fettleibigkeit in Amerika in Verbindung gebracht. Das Verlangen nach einem hohen Tempo ist nicht der einzige Rückschlag in einer schlaflosen Nacht. Wenn der Körper müde ist, schießen Blutzuckerspiegel und Insulinresistenz in die Höhe, was den Körper einem höheren Risiko aussetzt oder die Entwicklung von Diabetes begünstigt. Das Wichtigste, woran Sie denken müssen, ist, dass Sie zu Bett gehen. Ruhen Sie sich viel aus, damit Ihr Körper in bester Form ist, um Pfunde zu verlieren und Ihre Mitte abzuflachen. Leider ist es nicht immer realistisch, jede Nacht 8 Stunden Schlaf zu bekommen. Wenn Sie das nächste Mal unter einer nicht sehr erholsamen Nacht leiden, denken Sie daran, dass Ihr Körper unter Stress steht und das Zehnfache verbrauchen will, um das Trauma auszugleichen.

## *Bewegung und Stoffwechsel*

Sie sollten sich Ihre Reise mit flachem Bauch als eine zweiseitige Waage vorstellen (verzeihen Sie das Wortspiel). Auf der einen Seite haben Sie Ihre Ernährung und auf der anderen Seite Ihre Bewegungsroutine. Es braucht eine kalkulierte Menge auf beiden Seiten, um Erfolg zu haben. Wenn Sie über die Beeinflussung Ihres Stoffwechsels nachdenken, sollten Sie dasselbe Konzept verwenden. Ihren Stoffwechsel mit körperlicher Aktivität zu erhöhen, kann so einfach sein wie mehr aufzustehen. Das ist richtig! Eine so einfache Sache wie die Investition in einen Stehpult oder kurze Gehpausen während der Arbeitszeit kann zusätzliche 175 Kalorien pro Tag verbrennen!

Wenn es darum geht, Ihren Stoffwechsel zu steigern, werden Sie mehr tun wollen, als nur aufzustehen. Muskelzellen benötigen eine exponentielle Menge an Energie, d.h. je mehr Muskeln Sie haben, desto mehr Kalorien verbrennen Sie auch im Ruhezustand. Der beste Weg, um Muskelmasse zu gewinnen, auch während einer Diät, ist das Heben von schweren Dingen. Der menschliche Körper ist sehr anpassungsfähig. Wenn Sie also regelmäßig schweres Gewicht heben, wachsen Ihre Muskeln, um das Gewicht aufzunehmen. Wenn Sie mehr Pfunde heben, wächst Ihre Muskelmasse und Ihr Stoffwechsel nimmt ebenfalls zu. Nutzen Sie also jede Gelegenheit zum Bankdrücken, Hocken, Heben und Rudern, um weniger Speck und mehr Fabelhaftes zu sehen!

Wenn Sie die Kunst des schweren Hebens erst einmal beherrschen, kombinieren Sie sie mit dem High-Intensity Interval Training (HIIT), um die Vorteile der Bewegung für Ihren Stoffwechsel voll auszuschöpfen. HIIT ist ein Übungssystem, das Ihren Körper an die Grenze des Möglichen bringt und ihn dann ruhen lässt, um dann den Prozess wieder von vorne zu beginnen. Ähnlich wie beim Heben von Gewichten können Sie bei dieser Art von Training mehr Fett verbrennen, indem Sie Ihre Herzfrequenz erhöhen und es Ihrem Körper ermöglichen, sich im Laufe der Zeit an das Aktivitätsniveau anzupassen. Aus diesem Grund hat sich das Laufen über kurze Zeiträume als besser für den Stoffwechsel erwiesen als das Joggen über lange Zeiträume. Tatsächlich kann jede intensive Übung, die Sie machen, in einem Bruchteil der Zeit mit besseren Ergebnissen durchgeführt werden. Wenn Sie zum Beispiel 1 volle Minute Kniebeugen und 1 Minute Ruhe immer und immer wieder machen, werden Sie mehr Ergebnisse sehen, als wenn Sie 3 Sätze von 10 Kniebeugen im Laufe von 20 Minuten machen, weil Ihr Herzschlag zunimmt. Mit HIIT-Übungen sparen Sie also nicht nur Zeit, sondern erzielen auch bessere Ergebnisse. Dies gilt unabhängig vom Alter.

# Kapitel 10: Kardio- und Krafttraining

**Übung verstehen**

Um einen flachen Bauch zu erreichen und Ihre allgemeine Gesundheit zu erhalten, ist es wichtig, körperlich aktiv zu bleiben. Bewegung ist eine Aktivität, die körperliche Anstrengung erfordert, mit dem Ziel, Gesundheit und Fitness zu verbessern oder zu erhalten. Bewegung kann dazu beitragen, das Risiko schwerer Krankheiten wie Fettleibigkeit, Osteoporose, Herzkrankheiten und einiger Krebsarten zu verringern. Sie ist auch der psychischen Gesundheit zuträglich und hilft Ihnen, Spannungen abzubauen und sich zu entspannen. Um Gewicht zu verlieren, müssen Sie mehr Kalorien verbrennen, als Sie verbrauchen. Dies können Sie erreichen, indem Sie sich gesund ernähren und regelmäßig Sport treiben. Zwei der besten Übungen, die Sie durchführen können, um einen flachen Bauch zu bekommen, sind Aerobic-Übungen und Krafttraining. Kombinieren Sie diese mit einer geringen Kalorienaufnahme und Sie werden den Körper Ihrer Träume haben, bevor Sie ihn kennen!

*Aerobic-Übung*

Aerobic-Übungen sind verschiedene anhaltende Übungen wie Joggen, Radfahren, Laufen, Schwimmen oder Rudern, die die Lunge und das Herz stimulieren und stärken und gleichzeitig die Sauerstoffverwertung des Körpers verbessern. Für den Laien ist Aerobic-Übung Kardio. Studien zeigen, dass Kardio eine der effektivsten Übungen zur Beseitigung von Bauchfett ist. Es ist wichtig, sich vor Augen zu halten, dass die Häufigkeit Ihrer Herz-Kreislauf-Übungen wichtiger ist als die Intensität. Untersuchungen legen nahe, dass Menschen mehr Fett aus allen Bereichen ihres Körpers verloren, wenn sie 500 Minuten pro

Woche aerobes Training machten, im Vergleich zu denen, die 300 Minuten pro Woche machten.

Bei Cardio geht es um Gewichtsverlust und nicht um den Aufbau von Muskelmasse. Es gibt viele Quellen, die versuchen werden, Sie von den 500 Crunches pro Tag zu überzeugen, oder die neueste und beste Bauchmuskelmaschine wird Ihnen einen flachen Bauch verschaffen, aber das ist nicht der Fall. Um einen flachen Bauch zu erreichen, müssen Sie die Fettschicht entfernen, die Ihre Bauchmuskeln bedeckt. Kardio ist die einzige Lösung, um diese zusätzliche Schicht abzubauen, und glücklicherweise verbrennt sie fantastisch Kalorien! Der Trick bei der Kardio ist, das Blut in Schwung zu bringen. Sobald Sie sich zu bewegen beginnen und Ihre Herzfrequenz in den Zielbereich (wie viele Schläge pro Minute Sie brauchen, um Kalorien zu verbrennen) bringen, werden Sie anfangen zu schwitzen und schwerer zu atmen. Während dieses Prozesses beginnt Ihr Körper, Kalorien zu verbrennen. Je härter und länger Sie arbeiten, desto mehr Kalorien verbrennen Sie. Es ist wichtig, eine aerobe Übung zu finden, die Ihnen Spaß macht, damit Sie nicht das Gefühl haben, Ihre Fitnessroutine sei eine lästige Pflicht. Selbst ein zügiger täglicher Spaziergang hilft Ihnen, das Bauchfett zu verbrennen.

*Krafttraining*

Unabhängig davon, für welche aerobe Aktivität Sie sich entscheiden, ist es wichtig, diese mit dem High-Intensity Intervall Training (HIIT) zu kombinieren. Diese Art von Übung bringt Ihr Blut in Schwung, während Ihre Muskeln an ihre Grenzen stoßen. Durch das Heben von Gewichten werden Ihre Knochen gestärkt und Ihrem Körper Muskelmasse zugeführt. Mit mehr Muskelmasse können Sie mehr Kalorien verbrennen, während Sie sich in Ruhe befinden. Es ist auch bekannt, dass schweres Heben das Energieniveau und das Selbstwertgefühl erhöht. Auch wenn Krafttraining nicht direkt auf Ihren Bauch wirkt, werden Sie, wenn das Fett in Ihren Muskeln abnimmt, weniger schlaff und straffer erscheinen. Die Tonisierung Ihrer Muskeln zusammen mit einer konsequenten Herzmassage wird Ihren Gewichtsverlustfortschritt verbessern, aber erwarten Sie nicht, dass Sie allein durch die Arbeit an Ihren Bauchmuskeln Ergebnisse erzielen.

Es ist wichtig, sich auf die wichtigsten Muskelgruppen des gesamten Körpers zu konzentrieren, um mehr Muskelmasse zu erreichen. Zu den wichtigen Gruppen, auf die Sie sich konzentrieren sollten, gehören Brust, Rücken, Hüften, Trizeps, Bizeps, Schultern, Gesäß, Waden, Oberschenkel und Unterarme. Während Sie an der Bildung dieser Muskelgruppen arbeiten, benötigt Ihr Körper mehr Kalorien, damit Ihr Stoffwechsel sein höchstes Potenzial erreicht. Das bedeutet, dass der Großteil der gesunden Nahrung, die Sie essen, für die Ernährung Ihrer wachsenden Muskeln und nicht für Ihre Fettzellen verwendet wird. Außerdem wird Ihr konditioniertes Herz noch besser Kalorien verbrennen, so dass Sie die perfekte Kombination haben, um diese Zentimeter zu vergießen.

Es ist wichtig, daran zu denken, dass Ihr Bauch mit dem Abfallen des Fettes von Ihrem Körper auch schrumpft. Sie sollten sich Fett als ein Organ vorstellen, das im gesamten Körper liegt. Sie können nicht nur an einer Stelle Ihres Körpers Fett entfernen, es sei denn, Sie wenden ein medizinisches Verfahren wie eine Fettabsaugung an. Wenn der Prozentsatz des Fettes sinkt, werden Sie die Veränderungen überall sehen, auch in Ihrem Bauch. Das bedeutet nicht, dass Sie Ihre Bauchmuskeln nicht trainieren sollten, auch wenn Sie strategisch vorgehen sollten, wie Sie es tun.

Trainieren Sie Ihre Bauchmuskeln immer am Ende Ihres Trainings. Sie wollen dies tun, weil Sie sie indirekt für alle

Übungen, die Sie durchführen, verwenden. Ihre Bauchmuskeln gelten als Stabilisierungsmuskeln, die Sie verwenden sollten, um Ihre Form perfekt zu halten, während Sie für optimale Ergebnisse Krafttraining betreiben. Wenn Sie sich beim ersten Schritt Ihres Trainings auf Ihre mittleren Muskeln konzentrieren, werden diese zu müde sein, um Ihre Form während des restlichen Trainings zu halten. Denken Sie daran, von den größten Muskelgruppen aus, wie den Beinen, bis zur kleinsten Muskelgruppe, wie den Bauchmuskeln, alle Gruppen abzuarbeiten.

Die Stärkung Ihres Kerns ist wesentlich, um einen flachen Bauch zu bekommen. Die bewährte Methode der Crunches und Sit-ups ist wirksam, um Ihren Kern zu stärken, da sie die größten Bauchmuskeln, die für die Beugung der Wirbelsäule zuständig sind, beanspruchen. Dieselbe Muskelgruppe komprimiert den Bauch, um die Taille zu straffen. Dies ist nicht die einzige Muskelgruppe, auf die Sie achten müssen. Die inneren und äußeren Schrägen sitzen an den Seiten des Bauches und halten alles zusammen. Sie verwenden diese Muskeln, wenn Sie sich seitlich beugen oder sich an der Wirbelsäule verdrehen. Die Arbeit mit diesen Muskeln ist oft wichtig, da sie auch den Bauch zusammendrücken. Um optimale Ergebnisse bei der Arbeit mit diesen Muskeln zu erzielen, versuchen Sie, Ihre Kniebeugen oder sogar kleine Hanteln zu verdrehen. Die unteren Bauchmuskeln befinden sich unterhalb der seitlichen Schrägen. Dies ist ein Problembereich für die meisten Frauen, insbesondere nach der Geburt. Um diese Muskelgruppe zu stärken, konzentrieren Sie sich darauf, den Unterkörper statt des Oberkörpers mit Übungen wie z.B. Beinheben anzuheben.

**Worauf Sie achten müssen**

Es ist eine übliche Erscheinung, dass Sie beim Training hungriger sind. Es stimmt, dass Sie mehr Kalorien benötigen, nachdem Sie

Ihre Fitnessroutine etabliert haben. Manche Menschen finden es leichter, die Anzahl der verbrannten Kalorien zu überschätzen, was dann zu einer Überernährung führt. Es ist wichtig, sich in dieser Phase Ihrer Reise auf eine gesunde Ernährung zu konzentrieren, damit Sie Ihre Gewichtsabnahme-Dynamik beibehalten können. Manche Menschen werden hungriger und wollen noch mehr essen, während andere nach dem Sport an Appetit verlieren. Dies ist als "Belastungsanorexie" bekannt, die mit einer Abnahme des Hungerhormons Ghrelin verbunden ist. Die Wirkung, die Bewegung auf den Appetit hat, variiert von Person zu Person.

# Kapitel 11: Das Gesamtbild

Es ist nie leicht, sich für eine Änderung des Lebensstils zu entscheiden, um die Person zu werden, die man sein möchte. Vor allem dann nicht, wenn Sie mit Herausforderungen konfrontiert sind, denen Sie noch nie zuvor begegnet sind. Fit zu werden ist eine wichtige Entscheidung, die Ihnen aber jeden Tag für den Rest Ihres Lebens zugute kommt. Jetzt, da Sie mit den Werkzeugen ausgestattet sind, um Ihre Reise in Sachen Gesundheit und Fitness zu beginnen, werden Sie sehen, wie die Pfunde abzufallen beginnen. Lassen Sie sich nicht entmutigen, wenn Ihr Gewicht zu stagnieren beginnt oder es unmöglich erscheint, den letzten Zentimeter Speck auf Ihrem Bauch zu verlieren.

Es wird nicht immer einfach sein, das unerwünschte Gewicht abzubauen. Es kann sogar Tage geben, an denen Sie sich die Hände übergeben, schreien und frustriert aufgeben wollen. Es dauert mehr als 6 Wochen, bis Sie die Vorteile Ihres neuen Lebensstils wirklich nutzen können. Bis dahin werden Sie Ihre neuen Gewohnheiten mit einer positiven Einstellung steuern und sich daran erinnern, dass jeder am Anfang Schwierigkeiten hat, sich an eine neue Routine zu gewöhnen. Sie werden wund sein, Sie werden müde sein, und Sie werden höchstwahrscheinlich ein wenig hungrig sein, aber all das wird es wert sein, wenn Sie in den Spiegel schauen und die Person sehen können, von der Sie schon immer geträumt haben. Denken Sie an den Tagen, an denen Sie Lust haben, nachzugeben, daran, dankbar zu sein für die neue Person, die Sie werden, und für all die harte Arbeit, die Sie geleistet haben. Sie werden für Ihre neu gewonnene Energie und Ihr wachsendes Vertrauen dankbar sein wollen.

Jetzt, wo Sie die Verpflichtung eingegangen sind, für Ihren Traumkörper zu arbeiten, sollten Sie wissen, dass Ihr flacher

Bauch kein Ziel ist. Ihr Fitnessziel sollte als eine kontinuierliche Reise gesehen werden, die Sie ständig herausfordert, besser zu werden. Betrachten Sie sich selbst als eine aktive Person, auch wenn Sie sich vor dem Nachmittagslauf fürchten. Entscheiden Sie sich, mehr zu laufen als zu fahren. Werben Sie einen Freund oder finden Sie eine Person, die sich auf derselben Reise befindet wie Sie. Manchmal ist es einfacher, aufzustehen und zu gehen, wenn Sie wissen, dass jemand auf Sie wartet.

Seien Sie nett zu sich selbst. Denken Sie daran, dass selbst olympische Sportler Ruhetage haben, damit sich ihr Körper erholen kann. Hören Sie auf Ihren Körper und scheuen Sie sich nicht, einen Tag vom Fitnessstudio frei zu nehmen oder superlangsam zu laufen. Diese Dinge sind ein wichtiger Teil, um einen flachen Bauch zu bekommen und Ihre Fitnessziele zu erreichen. Wenn Sie Ihren Körper überanstrengen, könnten Sie Ihre Muskeln schwer beschädigen, was es noch schwieriger macht, dorthin zu gelangen, wo Sie sein wollen. Haben Sie keine Angst, Ihre Routine zu ändern, wenn Sie wachsen und sich verändern. Nichts bleibt für immer gleich, und auch Ihre Wellness-Praktiken sollten nicht ewig gleich bleiben. Der Übergang, auch wenn er manchmal schwierig ist, ist ein gesunder Teil des körperlichen und geistigen Wachstums.

Mit den Werkzeugen, die auf den vorhergehenden Seiten dieses Buches vorgestellt wurden, haben Sie alles, was Sie brauchen, um sich sauber zu ernähren, hart zu trainieren und die Köpfe zu drehen, wo immer Sie hingehen!

# Schlussfolgerung

Danke, dass Sie es bis zum Ende von Wie man Bauchfett verliert: Ein kompletter Leitfaden zum Abnehmen und Erreichen eines flachen Bauches geschafft haben. Hoffentlich war es informativ und konnte Ihnen alle Hilfsmittel zur Verfügung stellen, die Sie benötigen, um Ihre Fitnessziele zu erreichen!

Der nächste Schritt ist, den Worten Taten folgen zu lassen und für den perfekten flachen Bauch zu arbeiten!